疑难危重症辨治实录

耿建国　著

中国中医药出版社
·北京·

图书在版编目（CIP）数据

疑难危重症辨治实录 / 耿建国著 . -- 北京 : 中国
中医药出版社，2024.11
ISBN 978-7-5132-8869-9

Ⅰ. R242

中国国家版本馆 CIP 数据核字第 2024HN3089 号

中国中医药出版社出版

北京经济技术开发区科创十三街 31 号院二区 8 号楼
邮政编码　100176
传真　010-64405721
山东润声印务有限公司印刷
各地新华书店经销

开本 710×1000　1/16　印张 14.5　字数 215 千字
2024 年 11 月第 1 版　2024 年 11 月第 1 次印刷
书号　ISBN 978-7-5132-8869-9

定价　60.00 元
网址　www.cptcm.com

服 务 热 线　010-64405510　　微信服务号　zgzyycbs
购 书 热 线　010-89535836　　微商城网址　https : //kdt.im/LIdUGr
维 权 打 假　010-64405753　　天猫旗舰店网址　https : //zgzyycbs.tmall.com
官 方 微 博　http : //e.weibo.com/cptcm

PREFACE 自序

    中医临床危重、疑难病症莫过于寒热错杂、阴阳疑似，而临证最多见之误诊、误治莫过于阴阳误判、寒热误治。

    阴证、阳证，寒证、热证其性质截然相反，其治则、治法亦迥然有别。因此，对阴阳、寒热辨析的正误与否实关系着患者的生死存亡，辨识不准，则差之毫厘，谬之千里，疗效自有霄壤之别。正如陈修园所言："良医之救人，不过能辨认此阴阳而已；庸医之杀人，不过错认此阴阳而已。"

    于此可见，阴阳寒热是中医最基本的、同时又是最关键的辨证方法和纲领。

    临床所见诸如气血逆乱、痰瘀阻滞、水湿潴留、寒热互呈、虚实混淆、真假疑似等复杂病症，究其根本原因，皆为阴阳失调、寒热逆乱。因此，治病求本，本在阴阳，不在气血痰瘀中寻枝叶，但在阴阳寒热上求根本。而阴阳明晰，则辨证无误，论治不谬。

    该书载录本人诊治的 38 则病案，病种涉及内、外（皮肤、骨科）、妇、儿等科，每则病案包括患者病情资料、辨证论治、问题解答等，内容丰富、翔实。基本上反映了本人以阴阳寒热辨证为主线，不受西医诊断和分科的羁绊，以不变应万变，统领中医临床各科辨证论治的学术观点和思维方法。其主要内容包括以下 5 个部分：

1. 勇于救治危急重症

    救治危急重症是中医最主要、最鲜明的学术特色，也是中医最值得、最应该坚守的阵地。敢于救治危急重症，中医才能卓然而立。

2. 重视上下辨证

上下是确定疾病病位和病机趋势的辨证纲领，在阴阳寒热辨证中具有重要地位，即上下确定病位，寒热辨析病情，从而使辨证更加准确，更有效地指导临床实践。

3. 寒热真假辨证

提出了从内外寒热、因果关系、有余不足、整体局部、昼夜阴阳变化等方面辨析、判断寒热真假的方法和途径。

4. "痛"与"通"辨证

提出"痛则通""不痛则不通"的观点。通过对"痛"与"通"关系的辨析，指出"痛则通"为疾病在治疗过程中的动象，即疾病貌似加重的好转反应，此乃正气驱邪，正邪激荡、由阴转阳（追风祛湿散寒）的佳兆，类似临床常见的瞑眩现象。

5. "湿"与"寒"关系辨证

湿为阴邪，最易阻滞气机，损伤阳气。湿之性质本寒，无寒不作湿。湿为寒之体，寒为湿之性；湿为寒之象，寒为湿之因；湿为寒之标，寒为湿之本；治湿不温阳，非其治也。

本书先后经历了 40 余次讨论，每则病例均经过 3 至 5 次讨论、修改，最终由本人执笔撰写完成。

在成书过程中，中国中医药出版社《中医师承学堂》刘观涛主编、首都医科大学附属北京中医医院王萍教授，给予了大力支持和帮助，并提出了很多宝贵的意见和建议；师妹解放军总医院杜婧主任、首都医科大学王文娟教授，学生陈玉静、李扬帆、李享、姜楠、江家荣、吕艳、王馨瑶、李梦、彭麒朕、宋明、罗文婷、耿安安等参与了本书病例讨论和撰写，在此一并表示感谢！

由于本人学识有限，书中有关学术观点可能有不当甚或错误之处，祈望同道提出宝贵意见，以便再版时修订提高。

耿建国

2024 年 8 月 8 日

痛　证

腰部拘急疼痛一月，五剂中药缓解如常……………………………………… 002

突出间盘得以回缩，免除手术钢钉植入……………………………………… 009

孕妇频繁宫缩腹痛，数剂中药转危为安……………………………………… 015

外地讲座巧遇患者，施以中药顽疾得除……………………………………… 020

剧痛四月求治中医，药后瞑眩疼痛立痊……………………………………… 024

肺癌转移疼痛难忍，中药数剂止痛效佳……………………………………… 031

十三味中药含六方，一月剧痛一剂药除……………………………………… 038

癌症疼痛麻药频服，中药数剂疼痛若失……………………………………… 043

痛经迁延二十余年，服药月余疼痛消失……………………………………… 046

急 危 重 症

癌症腹水胀痛难忍，十枣逐水彰显奇功……………………………………… 052

昏迷房颤病情危笃，中医救治化险为夷……………………………………… 061

七旬老翁神志昏迷，几勺中药神志苏醒……………………………………… 067

神昏乱语目不识人，中药一服神志转清……………………………………… 072

哮喘持续病势急迫，三剂中药喘平哮止……………………………………… 077

呼吸困难神志不清，寻常方药见证奇效……………………………………… 082

昏迷呃逆大便失禁，中药一剂神识清醒……………………………………… 088

中风出血昏不识人，遣方用药化险为夷……………………………………092

姐妹救母情比金坚，真爱陪伴抗击病魔……………………………………097

杂　病

身体冷胀三十五年，服药二月病痛解除……………………………… 114

寒热真假混淆不清，内外辨证确定病机……………………………… 122

七旬老妇入夜消谷，整体局部宜加详察……………………………… 129

四肢发热烧灼难忍，温纳摄阳肢热得除……………………………… 135

胃中灼热喜食冰棍，寒热真假辨析有法……………………………… 139

癌症化疗呕吐频繁　中药止呕又可缩瘤……………………………… 145

手足皲裂行路艰难，服药二月竟获全功……………………………… 151

腹胀头晕双手颤抖，紧扣病机七剂症缓……………………………… 155

天疱重症皮肤沉疴，重剂巧配显示奇效……………………………… 160

心慌眩晕肢体振颤，辨识病机缓解病痛……………………………… 166

目干涩痛腰膝寒凉，六诊服药诸症全消……………………………… 171

儿童遗尿三年有余，中医治疗三周痊愈……………………………… 179

喘憋水肿难以平卧，中药治疗效果良佳……………………………… 183

妊娠肿块伴有下血，攻补兼施母子得痊……………………………… 190

面部痤疮久治不愈，调治一月喜得怀孕……………………………… 195

妊娠呕血病势急迫，五剂血止母女平安……………………………… 200

目干涩痛口中干渴，上下辨证诸症解除……………………………… 205

小儿发热家长忧愁，两块一毛尽显奇效……………………………… 210

口干口渴干燥诸症，巧施方药彰显奇效……………………………… 216

咳喘痰鸣面部抽动，一剂中药咳止抽减……………………………… 220

痛 证

腰部拘急疼痛一月，五剂中药缓解如常

病情介绍

患者闫某，男，50岁，就诊日期：2012年8月30日。

主诉：持续腰痛1个月余。

现病史：患者为校车司机，平时无出车任务即在车库休息待命。2012年7月车库装修后阴冷潮湿，患者在车库休息居住半月余，又因搬举电动自行车电瓶，用力不当，闪挫扭伤，遂出现右侧腰部掣痛，放射至下肢（右下肢为重），每日上下车需要借助方向盘或者车门的支撑力方能缓慢起身。近1个月经过针灸、理疗、膏药等外用治疗未见明显减轻，疼痛剧烈已严重影响生活和工作，遂来教研室找我治疗。

此刻腰痛，右侧为甚，不能俯仰，伴下肢拘急抽掣，遇风寒疼痛明显加重，平时喜热畏寒，便溏，纳可，眠可。舌淡红，苔白腻，脉弦紧，右脉略缓弱。

辨证论治

老师：哲学上有一句话，"内因是变化的根据，外因是变化的条件"。该患者的腰痛看上去是搬举重物导致，但实际上这只是诱因。首先，车库阴冷，被褥皆潮湿，相当于久居阴寒之地，损伤阳气；其次，疼痛遇风寒明显加重，平素患者喜热食，便溏，脉弦紧，这些均提示其患者体质为脾肾阳虚。此外，腰部闪挫往往会导致气血凝滞。因此，总体来看其病机为脾肾阳虚、寒湿痹着、气血凝滞。

病机：脾肾阳虚、寒湿痹着、气血凝滞。

治法：温阳通络，祛寒除湿，活血止痛。

方药：甘草附子汤、桂枝加芍药汤、活络效灵丹加减。

处方：

炮附子 50g^(先煎)　　桂枝 30g　生白芍 60g　炙甘草 15g

乳香 12g　　　　　没药 12g　炒白术 20g　怀牛膝 30g

川芎 12g　　　　　当归 15g

5 剂，水煎服，日 1 剂。

复诊（2012 年 9 月 20 日）：

服药 1 剂半，患者惊喜反馈，腰痛明显缓解，上下车的时候无须借助方向盘的支撑力，起身自如，俯仰屈伸活动灵活，疼痛基本缓解，唯感右侧环跳穴处略有不适。纳眠可，二便调。舌淡胖，苔白腻，脉弦稍紧。

病机及治法基本同前，原方酌加温经祛湿之品。

处方：

炮附子 30g^(先煎)　　桂　枝 20g　苍白术各 15g　怀牛膝 30g

川芎 12g　　　　　生白芍 20g　细辛 10g　　乳香 10g

生薏苡仁 20g　　　丹参 15g。

5 剂，水煎服，日 1 剂。

5 剂药后，再次见面正值下班，他远远看到我过来打招呼，旋即下车，轻松矫健，与常人无异，疼痛完全消失。

问题解答

学生：老师，这位患者经过近 1 个月的外用治疗，腰痛并没有明显缓解，您的方子他服用 1 剂半症状就改善了，方子里哪味药是专门缓解腰痛的呢？处方中的附子和白芍用量都很大，是否大剂量的附子和白芍对疼痛的缓解有很好的效果？附子在用法用量上应该如何把握？

老师：刚才我们提到这位患者是内外合邪，在内脾肾阳虚，宜温补脾肾。炮附子、炙甘草、白术和桂枝，这是甘草附子汤。桂枝温经通阳，附子散寒止痛，白术健脾除湿，桂枝、白术、附子同用，兼走表里，温阳祛湿，通利关节；甘草和中缓急，使峻烈之药，缓缓发挥作用。

但是在局部用药上，我喜欢重用白芍。白芍味酸，得木气最纯，甘草味甘，得土气最厚，二者配伍，酸甘养阴，缓急止痛，若兼有阳虚，可以合用附子，如《伤寒论》第68条："发汗后，病不解，反恶寒者，虚故也，芍药甘草附子汤主之。"芍药除了主邪气腹痛，其养阴补血之功效不容忽略，白芍补血敛阴，守而不走，濡养筋脉，缓解急迫。此外，桂枝配白芍作为一对经验用药，我广泛应用于各种疼痛，如腰痛、腹痛，以及癌症疼痛等。

临床应用，桂枝与白芍的比例一般是 1 ： 2，比如桂枝三两，白芍六两，根据病情需要，白芍用量可增加到 3 ～ 5 倍，如桂枝 15g，白芍可用到 50 ～ 75g，大剂量白芍，其止痛效果明显增强。白芍最大的弊端就是腹泻，但只要配伍得当，就能够避免这一点。比如针对中焦虚寒，配伍干姜、炒白术健运脾胃；针对下焦虚寒，配伍炮附子等补火助阳。总之整体药物偏温，不显其寒，即便有些患者吃中药后出现轻度腹泻也不必惊慌，随着继续服用，腹泻会逐渐停止，这是疾病好转甚或向愈的正常反应，是驱邪外出的表现。

就这个方子而言，白芍和附子是用量最大的两味药，二者相配，散寒除湿，缓急止痛。另外桂枝、细辛以枝入药，细长调达，取类比象，善于温通经脉，散寒止痛。需要指出的是，全方白芍和附子、桂枝的应用比例并非半斤八两，而是在重用附子、桂枝的基础上加上大剂量白芍，白芍酸寒阴柔，与大剂量温阳之品配合运用，不仅不显其寒，反而能起到滋补阴血、缓急止痛之功，所谓"去性存用"是也，也是其发挥"主邪气腹痛（《神农本草经》）"作用的具体体现。

这个案例我还添加了活络效灵丹，其中当归和丹参，活血化瘀，通络止痛；乳香和没药活血行气，消肿定痛。几个方子合用，温阳、祛湿、逐瘀，扶正祛邪。所以止痛是综合作用的结果，而非单纯一方一药之效。

有关附子应用经验。建议从小量开始，10g ～ 15g，如需加量，一次增加 5g ～ 10g。可以不先煎，但一定要泡透，一定要久煎。当用量 30g 或以上的时候，一定要先泡两个小时以上，只有泡透才能煎透。大火烧开，小火再煎 50 分钟到 1 小时，煎出来之后先尝一下是否麻口，如果有口麻感，再煎半个小时。如恐剂量不好把握，可先嘱患者口服常规剂量的一半（100mL），让患者感受一下，观察 20 ～ 30 分钟，如无不良反应，说明此剂量安全，根据需要还可酌情再加量。附子也会有蓄积中毒，但是从小量开始，密切观察，可避免此类问题。李可老中医的经验是，方中加入防风、黑料豆、甘草等，解附子之毒性。我们自己应用时，预先准备好甘草水、绿豆水、淘米水等，以备不时之需。

学生：老师强调重视脾肾，该患者平时喜热畏寒，便溏，应该是脾阳不足，如何看出肾阳不足？

老师：患者平素体质是明显的脾阳不足，长期脾阳亏虚，运化不健，水谷精微不能滋养肾精，就会导致肾阳虚的发生。此外，病位在腰，腰为肾之府。肾与脾，是先天与后天的关系，相互资生、相互影响。《医宗必读·虚劳》："……脾肾者，水为万物之元，土为万物之母，两脏安和，一身皆治，百疾不生。夫脾具土德，脾安则肾愈安也。肾兼水火，肾安则水不夹肝上泛而凌土湿，火能益土运行而化精微，故肾安则脾愈安也。"

《伤寒论》第 277 条："自利不渴者，属太阴，以其脏有寒故也，当温之，宜服四逆辈。"此条治疗太阴中焦虚寒下利，预见性地提出了如果脾阳虚衰日久会逐渐发展成脾肾两脏阳气虚衰，因此在治疗上予四逆辈。这些均提示脾肾相互影响，互为因果，治疗上宜同时兼顾。这个患者急性期疼痛缓解以后，后续也应该针对脾肾阳虚的问题进行治疗。正所谓"急则治其标，缓则治其本"，以防后患。

总之，我治疗慢性病的时候，着眼点在脾和肾，用药偏于甘温，也是受《金匮要略》的影响。《金匮要略》特别重视脾肾，因为疾病发展到严重程度的时候，一定会影响到脾和肾。五脏之病，穷必及肾。慢性消耗性疾病，脾失健运，一则导致气血化生无源，正气亏耗，无力抗邪；再者消化吸收能力虚弱，亦影响药效发挥。

学生：老师，《伤寒论》和《金匮要略》里关于风湿病治疗的几个常用方子，在临床应用上有何异同？

老师：风湿病，《黄帝内经》称之为痹证、痹病，"风湿"病名首见于《金匮要略》。在"痉湿暍病"篇及"中风历节病"篇对风湿病的理、法、方、药进行了较系统的论述。

首先湿邪在表，有两个方剂：麻黄加术汤和麻黄杏仁薏苡甘草汤。麻黄加术汤（麻黄、桂枝、杏仁、甘草、白术）治疗寒湿在表，痛在肌腠、皮肤，恶寒重，发热轻，无汗，"身烦疼"而重。方用麻黄汤辛温发汗散寒，用白术以除湿，仲景那个年代，白术、苍术不分，也可以用苍术代白术，健脾燥湿。麻黄杏仁薏苡甘草汤（麻黄、杏仁、薏苡仁、甘草）治疗风湿在表有化热趋势，日晡之时人体阳气最旺，湿邪容易化燥化热，此时用麻杏苡甘汤，其特点是疼痛在关节。麻杏苡甘汤证的病情要比麻黄加术汤证轻。其中甘草一两，用量最大，麻黄和薏苡仁用了半两，而杏仁只用了十枚。杏仁在此宣利肺气，肺主一身之气，肺气通畅则全身气机通畅。

除了这两个方子，《伤寒论》和《金匮要略》中治疗风湿病的方子，如桂枝附子汤、桂枝去桂加白术汤（白术附子汤）、甘草附子汤，都是从正邪两方面立论，以扶正祛邪为主要治则。桂枝附子汤祛风温经，助阳化湿。重用附子温壮阳气，驱逐寒湿，治疗风湿留着于肌表。白术附子汤是桂枝附子汤去桂枝加白术，症见大便硬、小便自利，为风去湿存，阳气尚通，故去掉化气达表的桂枝，加上健脾燥湿的白术，亦称桂枝附子去桂加白术汤。甘草附子汤，针对风寒湿痹，病情比桂枝附子汤证更深了一层，治疗风湿在骨节，痛剧。本方附子用量较桂枝附子汤为轻，其原因是桂枝附子汤证是风湿留著于肌表，利于速去，故附子用量较大。本证是风湿流注于关节，病情更深一层，难于速去，故减附子用量，意在缓行。正如周扬俊在《金匮玉函经二注》所云："风湿半入里，入里者妙在缓攻，仲景正恐附子多则性猛且急，骨节之窍未必骤开，风湿之邪岂能托出？

徒使汗大出而邪不尽尔。君甘草者，欲其缓也，和中之力短，恋药之用
长也。"

另有桂枝芍药知母汤，主治寒热错杂之历节病，其中寒热错杂，寒多
热少是其病机特征，以关节肿大疼痛、痛处触之觉热为主要表现。而乌头
汤主治为寒湿历节，以关节剧痛、不得屈伸、痛处发凉为主要特征。此外
防己黄芪汤健脾利水，主治风湿属于表虚者，以汗出恶风、小便不利、苔
白脉浮为辨证要点。

以上每方各有侧重，应区别应用。风湿病初期，多因外感风寒湿邪，
困于肌表，阳气被遏，不通则痛。此需发汗解表，开腠宣痹，用药以麻黄
为主，如麻黄加术汤、麻杏苡甘汤；若寒凝痛剧，则需用附子、乌头振奋
阳气，用乌头汤、甘草附子汤、桂枝附子汤等温经散寒、除湿止痛。正虚
邪实是风湿病的特点，《金匮要略》治疗风湿病重视脾肾二脏，或以姜、
枣、草甘温护脾，或以白术、茯苓、薏苡仁祛湿健脾。寒湿伤阳，脾虚日
久及肾，治疗上常用炮附子、乌头温肾助阳，逐寒除湿止痛。

**学生：脉缓弱提示气虚，弦脉主肝胆、疼痛、痰饮等病，此患者是单
手弦脉还是双手弦脉？紧脉多见于因寒而致的疼痛，浮紧主表，沉紧主
里，此患者脉象存在"弦""紧""缓""弱"，您如何看待脉诊在该患者诊
疗方面的作用？**

老师：一般来说，杂病重脉，时病重舌。比如ICU抢救患者，患者
不能交流，也看不了舌象，因此脉诊显得尤其重要。弦脉，一般主寒，主
痛，主肝胆病，主痰饮。比如太阳伤寒表实证，脉浮弦紧；里寒实证，脉
多沉弦而紧；如《伤寒论》第283条"病人脉阴阳俱紧，反汗出者，亡阳
也，此属少阴，法当咽痛而复吐利"。少阴阳气不足，以寒为主，沉紧主
里实寒、浮紧主表实寒。但是临床上，往往多见相间脉，像这个患者，他
是一侧的脉稍微弦紧，另一侧的脉有些缓弱。这个缓弱，可以代表正虚，
也表示有湿。脉象只是反映病情的一个侧面，实际上还要四诊合参，综合
分析，从整体上把握病情。

《难经》有云："望而知之者谓之神，闻而知之者谓之圣，问而知之者

谓之工，切而至之者谓之巧。"很多人把望诊描述得出神入化，其实这是个排比句，互文现义。四诊都很重要，脉诊也是同样，一定要结合整体。其实我在临床上除了重视望诊、脉诊之外，更重视问诊，通过详细问诊可以了解对辨证有意义的隐曲之情，如此，才能对病情做出准确的判断，不被表面的假象所迷惑。

突出间盘得以回缩，免除手术钢钉植入

病情介绍

王某，女，48 岁，某三甲医院护士长，2022 年 4 月 14 日初诊。

主诉：反复腰痛 3 年余，加重 1 个月余。

患者素有腰痛酸困怕凉，夏天也需腰裹护腰。3 年前因摔伤（蹲坐于地）后腰痛加重，放射至下肢，活动受限，于本院诊断为腰椎间盘突出，经手术治疗后疼痛缓解，恢复正常工作生活。1 个月前因运动不慎，下肢疼痛再次发作，程度较前加重，尤其腰部畏寒明显，乏力酸困，右下肢放射抽掣疼痛，酸困麻木，行动不便，活动受限，影响工作生活，平卧时疼痛减轻，站立或活动疼痛加重。再次被本院诊为"腰椎间盘突出伴右下肢神经根受压"，建议再行手术治疗（需用 3 根钢钉固定），患者拒绝手术，经输注甘露醇 1 周，疼痛依旧，服止痛药可缓解症状，经人推荐介绍来诊。

目前患者腰膝酸困，畏寒明显，需腰裹护腰，腰部疼痛伴右下肢抽掣疼痛麻木，食凉不适，便秘，急躁。上半身汗出，下半身无汗。舌红略暗，苔白，脉寸弦滑数尺弱。

辨证论治

老师：此患者主症为腰痛及右下肢抽掣疼痛，西医诊断为腰椎间盘突出伴右下肢神经根压迫。中医治疗若仅据患者腰及右下肢疼痛是无从下手的，只有辨明病性的阴阳寒热、病位所在的脏腑经络，方可有的放矢，进行针对性治疗。

首先，患者急躁易怒、上半身汗出（下半身无汗）、寸脉弦滑数（尺

弱 ），为肝胆郁热上扰。

其次，腰为肾之外府，寒主收引。患者腰痛及右下肢疼痛麻木伴有明显的寒象，且右下肢为抽掣、挛急、收缩样疼痛，加之平素腰部畏寒，腰膝酸困无力，尺脉弱而无力，加之外伤闪挫病史，显系肾阳不足、下元亏损、阴寒凝滞、脉络不畅。此外患者还有明显的脾阳不足，观其平素饮食喜热畏寒可知。

便秘既可由肝胆郁热、影响腑气不畅所致，也可由脾肾阳虚、无力推动所致，二者病机也可兼而有之。

那么，问题来了，此案的热证、寒证，到底哪个为主？哪个为次？哪个为本？哪个为标呢？

标本是相对概念，也是一种主次关系，有多种含义，如：人体正气为本、为主，邪气为标、为次；久病痼疾为本、为主，新发卒病为标、为次；病在内、在下为本、为主，在上、在外为标、为次。

就本病而言，患者素有腰膝畏寒酸困疼痛，即使夏天亦需腰裹护腰，饮食喜热恶凉，切诊尺脉弱而无力，系素有痼疾，脾肾阳虚，病位在内、在下，属本，为病机的主要方面；急躁易怒、上半身汗出、寸脉弦滑数乃肝胆郁热上扰，病位在上、在外，属标，为病机的次要方面。

正常生理情况下，水升火降，水火交融，阴平阳秘。在病理状态下，脾阳不足，运化升清失常；肾阳亏损，温煦推动无力，则水邪潴留，寒湿壅滞，必然影响肝木升发疏泄，导致土壅木郁、郁而化热。

就本病例而言，脾肾阳虚为本，是病机的主要方面，而肝胆郁热上扰为标、为病机的次要方面。

病机：脾肾阳虚、寒湿痹着、郁热上扰。

治法：温补脾肾，填空塞窍，散寒除湿，兼清郁热。

上用清泄，下用温补，清泄取轻，温补取重。

方药：理中汤、四逆汤、乌头汤、小柴胡汤合方加减。

处方：

　　　　柴胡 15g　　　黄芩 12g　　　干姜 9g　　　怀牛膝 30g

肉苁蓉 30g　　巴戟天 30g　　生白芍 60g　　天麻 12g

细辛 10g　　木瓜 20g　　炮附子 45g^{（先煎）}　　制川乌 12g

紫石英 75g　生薏苡仁 30g

14 剂，水煎服，日 1 剂。

4 月 28 日二诊：服药 4～5 剂后觉下肢疼痛好转，腰膝仍冷、麻木，上半身汗出，便秘略缓。舌暗胖，苔白腻，脉沉弦细缓尺弱。

处方：

黄芩 10g　　干姜 9g　　怀牛膝 30g　　肉苁蓉 30g

巴戟天 30g　生白芍 75g　天麻 15g　　细辛 15g

炮附子 60g　炙川草乌 15g　紫石英 90g　生杜仲 30g

21 剂，水煎服，日 1 剂。

6 月 2 日四诊，下肢仍凉、麻木，疼痛症状较前减轻。前方去黄芩，加酒大黄 10g 祛瘀通便，山萸肉 30g 补肾敛阳。

处方：

桔梗 12g　　干姜 9g　　怀牛膝 30g　　肉苁蓉 45g

酒大黄 10g　细辛 15g　　巴戟天 30g　　制川草乌各 20g

天麻 15g　　山萸肉 30g　炮附子 60g^{（先煎）}　生白芍 45g

14 剂，水煎服，日 1 剂。

随后数月，谨守温补脾肾、填补下元，随症加减治疗 4 个月余，症状完全缓解，腰及下肢未再出现疼痛，已能胜任正常的工作和家务。

10 月 24 日复查腰椎 MRI：突出的椎间盘基本回缩，神经根未见明显受压移位。2022 年 12 月 9 日随访，停药后疼痛未再发作，已恢复正常工作。

💡 问题解答

学生：患者腰椎间盘突出压迫神经根，已经形成器质性病变，服用中药后不仅症状完全缓解，患者恢复了正常工作和生活，令人惊奇和不可思议的是已经脱出的椎间盘又缩了回去，这是怎么做到的？

老师：中医不仅能治疗功能性疾病，同样能治疗器质性疾病。面对诸如腰椎间盘突出这类器质性疾病，中医如何治疗？如何能让突出的椎间盘缩回去？

腰椎间盘突出是西医病名，大致相当于中医腰痛、痹证的范畴。中医认为此类病症以正气不足为本，感受外邪（或闪挫扭伤等）为标，内外合邪而发病。治当辨证求因，审因论治，重在扶助正气，填空塞窍，兼顾祛邪。

至于说中药怎么能够使突出的椎间盘缩回去，我个人认为：只要辨证准确，用方用药得当，扶正祛邪，补偏救弊，恢复人体的脏腑功能和阴阳平衡，是有可能使突出的腰椎间盘缩回去的。

学生：填空塞窍这种说法很新颖。老师，怎么理解填空塞窍？如何填空塞窍呢？

老师：腰椎间盘突出是一种退行性病变，人到了一定年龄，或是虽然年龄未到，但"以酒为浆，以妄为常，醉以入房，以欲竭其精"，工作熬夜、酗酒、房事无节制等，导致肌肉萎缩，骨骼软弱，筋脉松弛，腰椎间盘与周围组织的联系减弱了，有缝隙了，椎间盘失去了肌肉、骨骼、筋脉的强力约束和固护就脱出来了。

中医怎么治疗？如阳气不足则温补阳气，阴精亏损需填补阴精，伍用通经活络，宣通痹阻，正邪兼顾，扶正祛邪。通过调补脏腑、填补精血，达到填空塞窍的目的，使肌肉、经脉、骨骼的约束和固护力量得以恢复，加之人体具有的自我调节能力，空窍填实后脱出的椎间盘就有可能被拉回去，恢复正常的位置。

学生：患者手术后疼痛缓解，已能正常工作生活，为何又复发？

老师：患者平素腰痛酸困畏寒，即使夏天也需腰裹护腰，食凉不适，看似是因外伤致腰椎间盘突出，实则是在脾肾阳虚、下元亏损基础上加之外伤所致。

手术虽解除局部的压迫，暂时缓解疼痛，但治标不治本，其发病的内在因素，即脾阳亏虚、肾元不足始终存在，这也是疾病复发的隐患。

邪留之处，必是正虚之所。内有正气不足，外加调护不当，如受凉、劳累、外伤等，内外合邪，腰椎间盘突出则会再次甚或多次复发。

学生：为什么温补下元取其重，清泄上热取其轻？

老师：如前所述，脾肾阳虚是疾病之本和病机的主要方面。因脾肾阳虚不能蒸腾气化、不能运化升清，寒湿壅滞导致肝木壅滞不畅，郁而化热上扰，形成水不升火不降，水火各趋其极，阴阳各行其偏的上热下寒的局面。

针对上热下寒病机，治疗上既要寒热并用，上下兼顾，更需分清主次，突出重点，以温补下元为主，佐以清解上热，温下以重，清上取轻。

只有大力温阳，才能使阳气振奋，水津上承，有利于上热下降；而清解上热，可使郁热得解，也利于水津的上承，如此水升火降，水火交融，阴阳和谐，疾病则愈。

学生：为何先是清上温下，后来则专事温补脾肾、填补下元？

老师：本例患者初诊虽以脾肾阳虚、下元不足为主，但也存在急躁、上身汗出、寸脉弦滑数的肝胆郁热病机，治疗上必须全面兼顾，上下同治，初期治疗以温补脾肾为主，佐以清解上热。治疗过程中，随着患者上热症状的逐渐减轻和消失，脾肾阳虚，下元不足就成为突出和唯一的矛盾，有是证而用是法，有是证而用是药，故初期清上温下，后期专事温补脾肾，填补下元。

学生：患者外伤后下肢痛，能用身痛逐瘀汤之类的方剂吗？

老师：身痛逐瘀汤出于王清任的《医林改错》。本方由秦艽、川芎、桃仁、红花、甘草、羌活、没药、当归、灵脂、香附、牛膝、地龙等组成，功效是活血祛瘀，通络止痛，以祛邪为主（通过疏通肢体痹阻而止痛），主治痹证的肩痛、臂痛、腰疼、腿疼或周身疼痛等。本证病机主要是脾肾阳虚，下元亏损兼有上热，治疗重在温补脾肾，填补下元，兼以清解上热（初期清上温下，后期专事温补、填补下元），二者病机不同，治疗方法也迥然有异。

学生：有"细辛不过钱"之说，但本例患者细辛用量 10g ～ 15g，能讲讲细辛的用量问题吗？

老师："细辛不过钱"是后世的说法，张仲景并没有这样说，在《伤寒论》中，细辛是一两起用，入汤剂一般用二两到三两。最早的说法来自陈承提出的"细辛末不过勺匕"。现代药理研究证实，细辛主要含有挥发油黄樟醚，具有麻痹呼吸中枢的作用，研末吞服过量可导致死亡，但如果在高温下煎煮 30 分钟，其毒性因挥发而所剩无几，不至于产生不良反应。细辛入散剂不能超过 3g，但如果入煎剂，3g 细辛很多时候都是隔靴搔痒，起不到应有的治疗作用。所以这个说法值得商榷。

细辛用量大于 10g 的时候，第一，煎煮时间要超过半小时，第二，开盖熬，让有毒物质挥发，可以减毒，可以有效预防中毒。

学生：附子和乌头都是大热有毒之品，合用会不会产生毒性？怎么样预防中毒？为什么乌头、附子联用？单用附子或者乌头行不行？

老师：附子、乌头和天雄都属于同一个植物。附子补火助阳、散寒止痛、祛风除湿。乌头散寒、除湿、止痛。这两个药可以同用，如乌头赤石脂丸。附子和乌头合用，相须相配，温补阳气、峻逐阴寒、祛风除湿止痛。相比之下，附子温阳作用强，乌头止痛作用优。单用附子，止痛力稍弱，单用乌头，温阳力不足，所以这里需要乌头附子联用。

附子和乌头的毒性和活性都主要来源于双酯型生物碱，如乌头碱，预防中毒的方法有：①小量开始，逐渐加量。②泡透，泡 2 小时以上。③久煎，先煎 40 分钟，煎好以入口不麻为准，否则应延长煎煮时间。④分次服用，尤其在达到一个新的剂量时，先服一半，无不适再服另一半。⑤另外，配伍防风、生姜、甘草等，既可增加疗效，又可解其毒性。

孕妇频繁宫缩腹痛，数剂中药转危为安

病情介绍

王某，女，28 岁，2014 年 5 月 1 日初诊。

"五一"长假，门诊值班。上午九点多，一位年轻孕妇在丈夫扶持下前来就诊。患者诉：近一周来频繁宫缩伴腹痛，1 日达 15 次之多，B 超示：羊水过多，胎儿无畸形，产科嘱低盐饮食，尽量减少饮水量，注意休息，超声监测。患者及丈夫十分担心流产或早产，故来寻求中医治疗。

观患者面色黄无光泽，表情焦虑而痛苦，腹部明显隆起，两手护持腹部，行走缓慢。患者除宫缩频繁伴腹痛腹胀（1 日达 15 次左右），尚有畏寒喜暖，乏力，口干但不能饮水（担心增加羊水），小便少而不畅，大便干稀不调，舌淡红，苔白腻，脉沉细，左寸脉大、尺弱。

辨证论治

阳虚和血虚是妊娠腹痛的虚证范畴，除面色黄外，血虚常可见头晕心悸，口唇无华、失眠多梦等。但该患者舌淡红，苔白腻，不似血虚之舌淡，主要表现为畏寒喜暖、腹痛腹胀、羊水过多、乏力、脉沉细等，显系一派阳气亏虚、寒湿水液潴留之象。

"阳气者，精则养神，柔则养筋"。一方面，阳虚失于温煦，阴寒之邪内生，寒性凝滞故见腹痛腹胀，寒主收引则筋脉挛急故见频繁宫缩。

另一方面，水性本寒，阳虚无以制水，水湿无以温化，水液潴留，则见羊水过多，小便不畅。阳虚水停，津不上承则见口干。

《金匮要略·妇人妊娠病脉证并治》篇云："妇人怀娠六七月，脉弦发热，其胎愈胀，腹痛恶寒者，少腹如扇，所以然者，子脏开故也，当以附子汤温其脏。"

在肾阳亏虚方面，本案与之相似，除此之外，尚有脾阳不足，水饮内停。

由于脾肾阳虚，阴寒内盛，水湿不化，壅遏胞宫，导致腹胀。因胎体胀大，压迫尿道，加之水饮内停，致使小便不利。脾之运化失司，糟粕停滞，大便干稀不调。治宜温阳益气，暖宫利水。

方用附子汤温经助阳，祛寒除湿；真武汤温脾肾之阳，化气行水，两方药物仅有一味之差，附子汤重在温其脏，真武汤重在化其饮；合用理中汤温脾阳，补益脾土以防水气上冲；心阳不足，不能镇摄下焦阴气，则寒水上泛，因此用苓桂术甘汤温振心脾，在中焦筑坝截水，以防水邪上犯，艳阳高照，则阴霾自散。

治法：温阳益气，暖宫利水。

方药：附子汤、真武汤、理中汤、苓桂术甘汤合方加减。

处方：

炮附子 10g $^{(先煎)}$	炒白术 20g	干姜 12g	党参 15g
生白芍 30g	茯苓 30g	肉桂 15g	炒黄芩 6g
乌药 12g	当归 15g	桂枝 10g	泽泻 30g
生姜 3 片	大枣 5 枚		

5 剂，水煎服，日 1 剂。

5月8日二诊：腹痛、腹部寒凉明显减轻，每日宫缩减少为四五次，药后小便增多。仍有腹胀、乏力、口干，纳可，舌暗红，苔白腻，脉寸滑大，尺弱。

上方去炒黄芩。增加附子、肉桂、党参、茯苓、白芍等用量。

处方：

党参 30g	炒白术 20g	茯苓 50g	炮附子 15g
干姜 10g	生白芍 50g	肉桂 20g	泽泻 30g
桂枝 10g	当归 15g	乌药 12g	生姜 3 片

大枣 5 枚

5 剂，水煎服，日 1 剂。

该患者在某三甲医院工作，二诊症状减轻后，以上方加减继续于所在医院服药，后续治疗没有反馈。

💡 问题解答

学生：既然以温阳为主，用药上老师却加了养阴血的当归和芍药，这个怎么理解呢？

老师："妇人怀妊，腹中㽷痛，当归芍药散主之。"（《金匮要略·妇人妊娠病脉证并治第二十》）当归芍药散有养血和肝、健脾利湿之功效。方中当归、芍药、川芎，养肝体、理肝用；白术、茯苓、泽泻健脾利湿。全方抑木扶土，健脾祛湿，临床常用于治肝脾不和之妊娠腹痛。

妊娠是特殊的生理时期，父精母血，孕育胎儿。本例患者虽以温补阳气为主，但怀孕后阴血常显不足，故治疗还需兼顾阴血。在温补阳气的同时，方用当归、白芍既可养血滋阴又能缓急止痛。如《神农本草经》论述芍药："主治邪气腹痛……止痛，利小便……"当归滋补肝血，白芍养阴柔肝舒筋，利小便，使水气从小便去，水气去则筋肉安宁，宫缩得止。

学生：老师，孕妇用药讲究宜忌，怎么看待方中所用附子的问题，而且用量 10g 以上？

老师：妊娠用药自有禁忌，诸如峻下、滑利、破血、祛瘀、耗气、散气以及其他峻猛性烈有毒之剂，都应慎用或禁用。但临床用药讲究辨证论治，如果病情确实需要，当用则用。仲景在《金匮要略·妇人妊娠病脉证并治》中，介绍了很多妊娠禁忌药物的应用。其中对于阳虚阴寒的孕妇腹痛证，仲景提出以附子汤温之。

附子药性辛热，《名医别录》记载"又堕胎，为百药长"。因此将其列为妊娠禁忌药，但对于孕妇只要审证确实，亦是安胎良药。《张氏医通》一书中这样描述："世人皆以附子为堕胎百药长，仲景独以为安胎之圣药，若非神而明之，莫敢轻试也"。可见张氏对仲景用药的肯定与赞赏。

《金匮要略》妊娠病篇共载方9首，8个方剂含有妊娠禁忌药或慎用药物，如干姜半夏人参丸治疗妊娠恶阻、频繁呕吐，半夏本为妊娠禁忌，但其辛温散寒、降逆止呕，正可用于胃虚寒饮所致呕吐。仲景也虑及其毒性，配伍人参扶正，和蜜制丸，以缓和药性。

另有桂枝茯苓丸治疗妊娠病下血，方中牡丹皮、桃仁虽为妊娠所忌，但病情所需，非此法不可显效。消癥逐瘀，瘀去血止，新血方能养胎。这些方剂提示我们，妊娠病遇大积大聚，影响胎元发育，威胁母体健康时，可祛邪与安胎并举。

正如清代名医周学霆《三指禅》所云："其用药也，离离奇奇。黄芩，安胎者也；乌头，伤胎者也。而胎当其寒结，黄芩转为伤胎之鸩血，乌头又为安胎之灵丹。焦术，安胎者也；芒硝，伤胎者也。而胎当热结，焦术反为伤胎之砒霜，芒硝又为安胎之妙品……无药不可以安胎，无药不可以伤胎，有何一定之方？有何一定之药也乎。"

学生：老师，《黄帝内经》"有故无殒，亦无殒也"的治疗原则，是针对癥瘕积聚等病症，该患者没有积聚，怎么看待这个问题？

老师："有故无殒，亦无殒"出自《素问·六元正纪大论》，黄帝问曰：妇人重身，毒之何如？岐伯曰：有故无殒，亦无殒也。王冰注解云："故，谓有大坚癥瘕，痛甚不堪，则治以破积愈癥之药。是谓不救必乃尽死，救之盖存其大也，虽服毒不死也。上无殒，言母必全。亦无殒，言子亦不死也。"

此处所讲有故无殒是针对妇女妊娠期癥瘕积聚的用药原则，在辨证准确的前提下，不必拘泥于药物毒性和药性之峻猛，有是病用是药，即便毒烈药物也可能是安胎灵药。提示我们临床用药要有胆有识，当用则用，母且不保，何以安胎？凡药皆有偏性，以偏纠偏则无害于身。

仲景《金匮要略》中记载的病症，有故无殒的范围已不局限于妇科癥瘕积聚病，同样适用于各种妊娠病的治疗。只要审证确实，虽属峻烈之药，径投无妨，缘为"有病则病当之"（程钟龄）。

学生：老师，妊娠用药当用则用，有病则病当之，那如何把握好这个度呢？

老师：首先"禁忌药"虽然当用则用，但也要因其病而药之，有是证用是药，不可误解"有故无殒"而滥用攻逐。一切用药均以顾护正气为先，诸如本案，参、术、茯苓、干姜，培补中焦，治病与安胎并举，祛邪而不伤正。

其次，中病即止。"大积大聚，其可犯也，衰其大半而止，过者死"。亦如清代程钟龄在《医学心悟》所言："盖有病则病当之，故毒药无损乎胎气，然必大积大聚，病势坚强，乃可投之，又须得半而止，不宜过剂。"否则"苟执方无权，纵而勿药，则母将羸弱，子安能保？"（《圣济经》）

最后，要掌握用药时机、剂量、配伍以及煎煮服法。《金匮要略》妊娠病篇所载方剂，配伍精妙，和丸制散，量少缓图，无处不体现着用药上的匠心独运，只要我们遵循仲景先师之意，遣方用药谨守病机，即能中病而不伤胎。

学生：该患者就诊时妊娠 7 个月有余，除腹痛外，还伴有频繁宫缩，胎动不安，虽无阴道出血，但若延治误治，甚或引起流产或早产。临床这种病情，我们该如何应对呢？

老师：妊娠腹痛是孕期常见病，《金匮要略》称之为"胞阻"。由于胞脉阻滞，导致气血运行不畅。临床有虚实之分，不通则痛为实，不荣则痛为虚。实证多为气滞或血瘀，虚证多为血虚或阳虚。临床治疗总的原则是详察病情，审证求因，虚者补之，实者泻之，虚实夹杂者虚实兼顾，扶正祛邪。有是证而用是药，既要照顾到妊娠的特殊生理特点而审慎用药，又不能拘泥于妊娠禁忌而不敢逐邪祛病，亦即"有故无殒，亦无殒也"。

外地讲座巧遇患者，施以中药顽疾得除

病情介绍

陈某，男，46岁，2018年11月初诊。

主诉：发作性周身关节疼痛伴高热5年。

2013年7月患者第一次出现全身关节疼痛，伴有高热，瘫卧于床。在当地医院住院治疗，未明确诊断，给予抗感染等治疗，病情缓解后出院。

2015年5月2日患者在成都出差时病情再次发作，疼痛伴高热，体温最高40℃，瘫卧于床，不能动弹。因未挂上当地某三甲医院急诊科号，无奈之中，家人抬患者坐飞机到北京求治。

在北京某三甲医院住院诊治40余天，诊断为"变应性亚败血症"，给予激素等药物治疗后症状得以控制而出院。

此后，患者在口服激素情况下每年仍会发作三四次。常在劳累、休息不好、情绪不佳时发作，发作时仍有高热、肢体疼痛并瘫卧于床，每年仍需去北京诊治两三次。

患者母亲因儿子病情反复发作，得不到有效控制，忧心忡忡，茶饭不思，寝卧不安，2年之内忧郁而终。

2018年11月，笔者前往青海讲课，课后当医生的姐姐携其弟弟在餐厅找我为其弟弟诊病。

当时见患者口中有异味，口苦，急躁易怒，失眠，心慌，喜凉，足冷，足踝肿；舌红，苔白腻，脉沉弦。

辨证论治

老师："变应性亚败血症"呈发作性特点，发作时高热、肢体疼痛而瘫卧于床，严重影响正常工作与生活。西医给予激素治疗，病情虽有所缓解，但病情仍每年发作三四次。

中医如何辨治呢?

"变应性亚败血症"是西医的病名，我们仅作参考。我们要做的是：用中医思维分析病情，辨证求因，并根据其主要病机给予针对性的治疗。

本病在未发作期临床症状虽然不多，但我们可据此找寻疾病的症结或主要病机。

患者有高血压病史，急躁易怒、口苦、失眠、心慌，为少阳枢机不利、肝胆郁热上扰，此其一。

脚踝肿、脚凉、畏寒，为肾阳不足，水饮停聚之明证，此其二。

肝胆郁热，阳虚生湿，湿热内蕴，则见舌红、苔白腻，脉沉弦主病在里、病在肝胆。

病机：少阳枢机不利，肝胆郁热上扰；肾阳不足，水饮停聚；寒热错杂，上热下寒。

治法：和解少阳，清泄肝胆，温补肾阳，渗利水湿。

方药：小柴胡汤合真武汤加减。

处方：

柴胡 18g　　菊花 20g　黄芩 12g　　黄连 9g

五味子 15g　茯苓 30g　怀牛膝 30g　泽泻 20g

炮附子 10g　生牡蛎 30g

7 剂，水煎服，日 1 次。

2019 年 7 月 11 日本人再次去青海讲课，会议休息时为患者诊病。患者诉服用上方 4 月余（现已停服中药 3 月余），高热和肢体关节疼痛未再发作，可喜的是患者激素用量逐渐减少直至停用，精神状态明显好转，已恢复正常工作和生活。偶有心慌、双足时肿痛、肩凉伴有拘紧感。睡眠时欠佳，口中有异味。舌红，苔白，脉沉弦尺弱。

前方去泽泻、附子，加桂枝、川芎、牡丹皮、生杜仲。

处方：

柴胡 18g　　黄芩 10g　　菊花 20g　　黄连 10g

川芎 12g　　五味子 15g　茯苓 20g　　桂枝 9g

牡丹皮 12g　生牡蛎 30g　生杜仲 30g　怀牛膝 30g

7 剂，水煎服，日 1 剂。

2020 年、2021 年 2 次随访，患者在停用激素的情况下，病情一直未再发作，工作和生活与常人无异。

💡 问题解答

学生：**老师，如果患者正值高热、肢体疼痛的发作期，还能用以上方药治疗吗？**

老师：对于发作性疾病而言，无论是发作期还是相对歇止的未发作期，一定是有其共同的内在原因或病机，这个内在原因或病机贯穿于疾病的全过程，即无论发作期或相对歇止的未发作期都存在着这个共同的基本病机。

找出此类疾病发作期和相对歇止的未发作期的共同内在原因和病机至关重要。

肝胆郁热，阳虚水停是否就是贯穿患者疾病全过程（发作期、未发作期）的主要病机呢？

此患者在未发作期就诊，主要诉求是解决反复发作的高热、肢体疼痛。治疗上通过清泄肝胆，温阳利水，患者服药后至今病情一直未再复发，减停激素，恢复了正常工作和生活，疾病基本痊愈。

由此可见，肝胆郁热，阳虚水停不仅是未发作期患者的主要病机，同时也是患者发作期的主要病机。也就是说，无论是发作期或未发作期，清泄肝胆、温阳利水都是我们治疗靶点和治本之法。

　　当然，患者在劳累、情绪波动以及受凉等情况下往往会导致疾病发作，在治疗上除针对其主要病机治疗外，还要根据具体情况随症加减。但切不可单纯见热退热，见痛止痛。

　　学生：老师，临证中面对长期服用激素的患者，治疗期间的中药用法有没有特别之处？

　　老师：临证中确实会遇到很多长期服用激素的患者。其实我们在临证中不仅要面对吃激素的患者群体，可能还面对着长期服用降压药、降糖药等药物的患者群体。

　　对于这类群体，我们不建议吃中药时马上就停止服用西药。一般来讲，我会建议患者服用中药的时候，西药继续服用。

　　在服中药过程中，随着中药发挥作用，病情逐渐好转，可酌情减少药量，或调整西药用法、用量，或减少西药服药种类。循序渐进，不可操之过急。

剧痛四月求治中医，药后瞑眩疼痛立痊

病情介绍

患者李某，女，48岁，就诊日期：2013年3月19日。

患者于2012年11月，出现四肢及颈部拘急、重着疼痛，疼痛不间断。自诉每天疼得抓耳挠腮、以泪洗面，有时入睡后疼痛略有缓解，但也常被痛醒。每天需要口服含有麻醉作用的强效止痛药（具体不详）维持，但疼痛程度仍无法忍受。患者长期旅居澳洲，于当地多次就诊，病情无显著改善，故回国求中医诊治。

现症：四肢及颈部拘急疼痛，疼痛不间断，轻微畏寒，纳差，烦躁，眠差、时被痛醒，舌暗红，苔薄白，脉弦细紧。

辨证论治

老师：该患者饱受病痛折磨，在澳洲当地多次就诊，但检查没有异常，也没有有效的治疗方案，无奈之下专程回国寻求中医治疗。

患者作为成年女性，疼痛如此剧烈且持续不断，以至于每天抓耳挠腮，以泪洗面，可谓痛彻心扉，铭心刻骨！

一般而言，痛分虚实，因虚致痛多为痛势绵绵，隐隐作痛，且多伴有一派虚象，如气短乏力、面色无华、得休息疼痛缓解等，其病机多为气血不足、肌肉筋脉或脏腑失于濡养所致。

本症疼痛为痛势剧烈、持续不能缓解，显系实邪阻滞、经脉痹阻不通所致。

如热灼经脉、气血不通所致疼痛多表现为痛处灼热，得凉则缓；血瘀致痛则痛处固定，如针刺刀割；寒邪伤人，疼痛剧烈，经脉拘急，屈伸不利，以寒主收引，经脉气血凝滞故尔；湿邪所致疼痛，病程缠绵，伴有肢体困重等。

本例患者又是什么有形实邪阻滞导致的疼痛呢?

初诊时，我在想，患者疼痛持续 4 个月，痛势如此剧烈，必然有有形实邪阻滞。

因发知受，审因论治。寻找和明确病因是诊断和辨证的前提和基础。遗憾的是患者诉并无明显的感受寒湿病史，此时诊断和辨证陷入困境。

经反复追问，患者提供一个重要信息，峰回路转，让我心中疑惑顿解、豁然开朗，心中暗喜，"终于找到致病元凶了"。

原来患者有一个坚持近 20 年的习惯，即每当下雨后患者就到房后花园拔草，此时土壤松软，杂草容易拔除，如此日积月累，年复一年，久而久之，寒湿侵袭肢体，导致经脉阻滞，气血运行不利，不通则痛。

初诊时患者没有提及雨后拔草持续近 20 年这一信息，并不是患者刻意隐瞒病情，而是患者疼痛之前并未出现明显的不适，患者没有认识到此习惯是导致疼痛的致病因素。如果不是我反复追问，患者不会主动诉说其雨后拔草的习惯。如果没有获取患者这一重要信息，我心中就会产生疑惑，也会影响辨证和治疗。

本例患者，并没有意识到自己近 20 年雨后拔草习惯对疼痛发生、发展存在着内在的、密切的联系，但作为医生应该有这种意识，患者没说的，我们不能不问，而且要详细询问，深入了解。只有这样才能全面了解病情，才能准确辨证和治疗。

临证之际，问诊非常重要。患者的治疗经过、生活习惯，包括一些隐曲之情只能通过问诊才能获取我们所需要的真实、有用信息。这就是我们常说的"独处藏奸"的信息或症状，而这些信息或症状有可能就对辨证论治起到决定性或颠覆性的作用。因此问诊一定要深入详细，刨根问底；反复追问，不厌其烦。

患者坚持近 20 年雨后拔草这一信息为我们辨证指明了方向。雨后拔草，在寒湿环境中劳作近 20 年，日积月累，寒湿侵袭肢体。寒湿均为阴邪。寒主收引、凝滞；湿性黏滞、重着、病程缠绵难愈。

观本案患者，疼痛剧烈伴重着拘急感、疼痛位置固定、持续不能缓解，平素畏寒喜暖，符合寒湿之邪致病的特点，其脉弦紧（细）、舌暗，亦系寒湿之邪凝滞、脉络不畅、血脉痹阻所致。

患者因 4 个月病痛折磨，耗伤气血，因痛剧烦躁不安，情绪不稳，寝食难安。其脉细既可因气血不足所致，亦可由寒凝经脉所致，也可二者病机兼而有之。

综上，患者长期雨后拔草，在寒湿环境中劳作，寒湿浸渍肢体，经脉痹阻，气血不畅，兼有气血不足。治宜温经散寒、宣痹通络，佐以益气养血。

病机：寒湿痹阻，气血亏损。

治法：温经散寒，宣痹通络，益气养血。

方药：当归四逆汤、黄芪桂枝五物汤、四物汤、桂枝加葛根汤、活络效灵丹合方加减。

处方：

生黄芪 20g	葛根 30g	桑枝 20g	桂枝 20g
川芎 20g	生白芍 30g	炒白术 20g	怀牛膝 30g
当归 15g	乳香 10g	没药 10g	煅牡蛎 30g
肉桂 15g	木瓜 20g		

7 剂，水煎服，日 1 剂。

服用上方 4 剂后，患者双下肢出现大片红色皮疹及水肿，但疼痛明显缓解，已停服止痛药，嘱患者继续服用，3 天后皮疹及水肿消失。

二诊：患者感觉疼痛明显减轻，已停服强力止痛药，食量较前增加，眠差，舌暗红、苔白腻，脉沉弦细紧。上方去煅牡蛎潜镇，加泽兰15g活血利水。

患者服用上方后，疼痛基本缓解，大腿、后背及腹部再次出现大片红色斑疹、瘙痒，嘱患者继续服药，斑疹 4 天左右消失。

三诊：患者由于调摄不慎，再次受凉后四肢及颈部疼痛加重。自诉疼痛症状有所反复，颈肩部、大腿及膝盖拘急疼痛，但程度轻于初诊时，纳减，舌暗红，苔白腻，脉沉弦细紧。上方生黄芪减至 15g、川芎减至 15g、肉桂减至 10g，去葛根、乳香、没药，加焦三仙各 12g、仙灵脾（淫羊藿，下同）10g。

以上方加减，患者共服药 40 余剂。2014 年 9 月患者来京反馈，疼痛一直未再发作，疾病痊愈。

💡 问题解答

学生：老师，您治疗疼痛常用桂枝，可以请您讲讲桂枝的应用心得吗？

老师：桂枝确实是我治疗疼痛常用的药物，桂枝的药用部位是樟科植物肉桂的嫩枝，我们常取象比类，以枝来比喻人的肢体，可以推测这个药有通肢体经络的作用。实际上，桂枝也确实有很好的通血痹、活血、祛寒湿的作用，在很多古籍中都有提及，所以我在治疗疼痛类疾病时常用桂枝。

除了治疗疼痛，桂枝也是我平时很喜欢用的一味药，因为它有很多作用。《本经疏证》归纳了桂枝六大作用，即"和营""通阳""利水""下气""行瘀""补中"。所以大家一定不能只在外感的时候才想到用桂枝，也应该了解桂枝的其他功效和作用。

学生：乳香和没药在汤药中经常难以溶解，患者服药后有时有胃部不适的情况，使用这种药物我们需要注意什么呢？

老师：乳香和没药是树脂类药物，不易溶解，对脾胃有一定的影响。而且这两味药有一股特殊味道，有的患者接受不了这个气味，也可能会出现一些消化道症状。但是这两味药行气、活血、止痛的效果非常好，所以是临床治疗疼痛类疾病常用的药对。

我们都知道脾胃是后天之本，脾胃的好坏与患者正气恢复、疾病向愈有直接关系，所以在使用这两味药的时候我们一定要照顾到患者的脾胃，即使是平时脾胃没有什么问题的患者我们也可以酌情加一点补脾胃的药，比如炒白术、炒山药、炒麦芽等。

学生：患者服药后双下肢出现大片红色皮疹和水肿，我们应该如何判断这一症状是不是过敏导致的？

老师：其实临床出现这种情况，最常见的原因就是药物过敏和瞑眩反应。

药物过敏，也叫中药毒，其特点如下：第一是患者有服药史，若不停药，症状不会消失。第二是患者不适症状持续时间比较长，继续服药症状会持续存在或加重。第三也是最重要的，患者不仅出现药物过敏症状，其原发疾病没有好转甚或呈加重趋势。

我们再看看瞑眩反应。"瞑眩"这个词最早见于《尚书·说命》："若药弗瞑眩，厥疾弗瘳。"是说在治疗过程中，患者如不出现诸如头晕等反应，则疾病难以痊愈。《伤寒论》《金匮要略》对此瞑眩反应有详细描述。其特点是：机体在出现瞑眩反应的同时，患者的疾病或主要症状明显减轻或痊愈。其机制是药物中病，正气祛邪外出的佳兆，这种瞑眩反应虽说是意料之外，但也是情理之中。这是瞑眩反应与药物过敏的主要区别。

本案患者虽出现了大片的皮疹、水肿，但疼痛明显缓解，精神、体力都较前好转，说明辨证用药没用错误，是正气抗邪、祛邪外出的瞑眩反应。遇此情况不仅不需停药，反而要继续服药，一鼓作气，乘胜追击，除邪务尽。

为什么患者会出现皮疹、水肿这样的瞑眩反应？

患者剧烈持续疼痛原因是背后有形实邪阻滞不通，疾病处于相对的静态，有形实邪不祛则经络气血不通，经络气血不通则剧烈疼痛不止。在辨证准确的前提下，通过药物的追风逐湿散寒，宣痹通络，疾病由静态变为动态，经络宣通，寒湿蠲除，有形实邪由肌腠而出，外则出现斑疹、水肿等瞑眩反应，内则经络疏通，气血畅行而剧痛得止。

学生：患者出现皮疹和水肿的位置与患者受邪的部位有关吗？

老师：患者受邪部位与皮疹、水肿位置密切相关。

寒湿为阴邪，有重着趋下的特点，就上下而言，人体上肢属阳，下肢属阴。

患者长期雨后在花园拔除杂草，寒湿之邪首先侵袭下肢，日积月累，久而累及上部经脉，导致经脉瘀滞，气血不畅。

本例患者下肢寒湿阻滞最为严重，服药 4 剂后，下肢首先出现斑疹、水肿，疼痛明显缓解，此乃正气抗邪、祛邪外出的瞑眩反应。

随着药物持续发挥作用，经络疏通，气血畅行，寒湿得除，瘀积、阻滞于大腿、背部及腹部的寒湿血瘀得以消散，就近从皮肤而泄，出现第二次瞑眩反应。

总之，随着二次瞑眩反应的出现，经络疏通，气血得畅，寒湿血瘀得以尽除，疼痛由此而止，疾病因此而愈。从另一角度来看，瞑眩反应的皮疹、水肿，也是经络疏通、气血畅行、寒湿邪气得以尽除的标志和反映。

学生：对于瞑眩反应我也蛮有感触。对于我们这样低年资的医生，可能有些问题拿不准，所以如果对这件事有预判的话，可以提前告知患者服药后可能有皮肤痒、皮疹，甚至起溃疡、脓疱等症状。我之前治疗过一个糖尿病患者，那个患者打算放起搏器，刻诊见下肢凉、麻木、腰疼等症状。我按老师的思路用药，附子用到了 75g，在开药之前我嘱咐患者可能出现一些不适症状，结果在患者服药后真的出现了下肢皮肤瘙痒的情况，但她腿麻、下肢凉的感觉在好转，最后经过治疗，患者心脏的病情也得到改善，最终没有放置起搏器。因为对患者进行了提前告知，患者不仅不觉得这是一个问题，反而对大夫更信任。所以我们在开药的时候可以预判患者可能出现的情况，提前告知患者，这样可以避免很多麻烦，也让患者有更好的疗效和治疗体验。

学生：我也说一个我门诊的例子吧。我看过一个糖尿病神经病变的患者，患者来的时候皮肤瘙痒、末梢很凉，还有一些症状，我也按照老师的思路，给了桂枝汤加减，一周后患者复诊说皮痒明显减轻。复诊的时候我加了 10g 附子，希望能帮患者解决根本问题。结果第三次来的时候患者就说自己皮痒加重了，痒得非常厉害，当时我没有经验，一听这个话就开始问患者血糖控制如何等，后来这个患者还是流失了。通过学习老师的医案再回忆这个病案，我觉得当时的治疗思路没有错，患者皮肤瘙痒可能也是一种瞑眩反应。这是我的一个反面例子，我们在临床确实应该考虑到患者出现某一个症状或者某一症状加重是不是误治或者过敏，还是病情向愈、病邪外出的表现，对于能预判的症状应该提前告知患者。

老师：对于刚开始临床的医生，接触的有关于瞑眩反应的病案比较少，但是很多古籍中都有相关记载，我们可以从书中获得很多信息。比如《伤寒论》《金匮要略》的方后注中就有很多有关瞑眩反应的内容，学习经典一定要重视其方后注，包括药物的煎煮方法、服药方法、方后调护、药后反应等，这是辨证论治、理法方药不可或缺的最后一个环节，是理中之理、法中之法、药中之药。只有字斟句酌，认真学习，深入理解，才能在临床上驾驭复杂的病情，才能清楚辨析错综复杂的临床病理变化。

肺癌转移疼痛难忍，中药数剂止痛效佳

病情介绍

　　东北一退休干部，男，71岁。主诉左肩背疼痛3个月。3个月前，晨起在院内扫雪时，出现左肩背疼痛，至当地医院理疗无效，疼痛逐渐加重并出现麻木感，左肩背连及上臂、前臂。赴京进一步检查，确诊为右侧肺癌，颅内、左肺、纵隔淋巴结、左肾上腺、颈椎、肋骨多发转移。由于已不能手术，姑且行放化疗治疗。

　　患者2014年1月14日至门诊，诉左肩背、左上肢剧痛麻木难忍，夜间加重，汗出乏力。服止痛药奥施康定2片，2次/日；泰勒宁1片，4次/日，每天需服止痛药共计6次，方可缓解疼痛。纳食不香，口干，眠不安，便干不畅。观患者体型适中，眼胞浮肿，面色黄暗。舌暗红，苔白少，左脉沉关弦滑尺弱，右脉寸滑大关尺弱。

辨证论治

　　老师：患者左肩背、左上肢持续剧烈疼痛伴麻木，夜间加重为其特点，每日需服用6次止痛药方可缓解。对此中医如何辨证呢？

　　中医辨治疼痛，多从虚实两端立论。

　　实则如寒湿、瘀血等邪气阻滞，经脉不畅，气血痹阻，所谓"不通则痛"，其痛势较剧，持续不解。治宜祛邪通络，畅行气血；实邪蠲除，气血通畅，则疼痛可止。

　　虚则阳气亏损，不能温通经脉，畅行气血；或阴血不足，不能濡养脏腑经络，此乃正气不足，不温不濡致痛，其病势较缓，绵绵作痛。治宜或补阳益气，温通经脉；或滋阴养血，缓和急迫，如此则疼痛可愈。

观本例患者，持续疼痛剧烈难忍伴麻木，痛处不移，因痛剧而心烦汗出、寝食难安。不用西药则疼痛难以缓解，显系实邪致痛，即寒湿阻滞，气血不通。

患者年过七旬，正气渐虚，加之癌肿、放化疗消耗，也存在明显的正气不足。

纳食减少，眼胞浮肿，疲乏无力，面色黄暗，脉双尺沉弱，为脾肾不足，运化失职，水湿不化；左脉关弦滑，右脉寸滑大一为寒湿瘀积，阴血亏损，肝气郁滞而化热；一为痛甚脉搏血流加快（类似动脉）所致；舌暗红为瘀热之象，大便不畅一为脾虚转输不利，一为阴伤夹有郁热。

疼痛为何夜间加重呢？

一是寒湿、血瘀均为阴邪，得阳气则温通、消散。入暮阴气用事，阳气愈虚，较之白昼，已虚之阳气更加无力宣通经脉，推动血行；二是入夜阳气愈虚，阳不入阴，阴寒之邪独盛，经脉气血愈加阻滞不通。两种病机既可单独致病，也可交互作用。

概括而言，本例疼痛，为寒湿瘀阻，气血亏损，既有邪实阻滞的不通，又有正虚不温不濡之失养，正虚邪实，寒热错杂。治宜温振阳气，宣痹通络；滋补阴血，缓解急迫。

病机：阳气不足，经脉痹阻；阴血亏损，筋脉失养。

治法：温振阳气，宣痹通络，佐以养阴。

方药：黄芪桂枝五物汤合当归四逆汤加减。

处方：

生黄芪 30g	桑枝 15g	桂枝 30g	赤芍 20g
生白芍 60g	天麻 15g	炒白术 20g	生地黄 30g
细辛 20g	炙甘草 20g	生牡蛎 30g	川芎 20g

7剂，水煎服，日1剂。

二诊：患者左肩背及左上肢疼痛麻木明显减轻，描述痛处"像被覆盖一样"，原两种止痛药在4天内只用过1次（原本4天应吃24次）。排便较前通畅，排气增多。但仍有疲乏无力、多汗，舌暗红，苔白少，脉寸弦略滑关尺弱。

处方：

生黄芪 60g	桑枝 15g	桂枝 30g	赤芍 20g
生白芍 70g	炒白术 20g	生地黄 30g	细辛 20g
生牡蛎 30g	川芎 30g	葛根 40g	党参 15g

7 剂，水煎服，日 1 剂。

此后沿此思路，在上方基础上加减治疗。六诊时，患者上肢已无明显疼痛，仅余手麻一症，近两周止痛药仅服一次。汗减，偶有汗出，纳眠可，舌暗有瘀斑，苔薄白，脉寸弦滑数关尺弱。因患者要离京到南方女儿家长期居住，在上方基础上酌加虫类搜剔和补益肝肾药物，以便长期服用。

方药如下：

生黄芪 90g	桑枝 20g	桂枝 30g	生白芍 90g
炒白术 20g	细辛 30g	川芎 30g	葛根 60g
丹参 20g	炙甘草 30g	怀牛膝 30g	桔梗 15g
山萸肉 50g	蜈蚣 3 条	天麻 20g	全蝎 10g

14 剂，水煎服，日 1 剂。

问题解答

学生：患者并没有明显的恶寒、腰腿怕冷或者饮食恶生冷等情况，请问老师判断患者阳气不足的依据是什么？

老师：四诊之中，我非常重视问诊。问诊的重点在于辨别寒热。寒热相较，我更重视"找寒"，因寒性凝滞收引、趋下内敛，常被医者、病者忽略；而热性炎上，张扬外泄，显而易见。

在患者初诊时，我通过详细询问其寒热之象，比如饮食、腰膝及疼痛的寒热喜恶，但患者寒热征象并不明显。

患者没有明显、具体的寒热征象，我怎么分辨寒热呢？

首先，癌症属中医癥积范畴。癥积主要是阳气不足，不能温通温化，导致有形的血液、水液运行不畅，凝结瘀滞，久之形成有形的癥和积。阳虚为因、为本，癥积为果、为标，阳气运行不到之处，即是癥积形成之所。

其次，患者疼痛夜间加重。根据中医天人相应理论，白昼阳气尚旺，人体阳气得天阳之助，尚能在一定程度上起到温通温振作用，经脉中的寒湿瘀滞相对较轻；入夜阴气用事，阳不入阴，阴寒独盛，经脉寒湿瘀滞更甚，故疼痛白昼尚轻，入夜更甚。

当然，本病病情复杂，除了阳气虚弱，寒湿瘀血阻滞外，尚有阴血亏损，筋脉失养病机存在。而阴血亏少，血行和水液运行缓慢，或阴虚生热，热灼津液也是导致癥积形成的病因之一。

临证寻找寒热，辨别阴阳之病性是辨证的纲领和最高层次，也是贯穿整个辨证论治的主线，是提纲挈领、执简驭繁最重要的法宝。

临证时如患者没有明显的发热恶寒具体征象，则需要从中医阴阳概念的属性演绎和抽象出来。如昼为阳，夜为阴，疾病昼轻夜重，多属阴证、寒证、虚证，反之则多为阳证、热证、实证。此言疾病之常，但常中有变，阳虚寒证也有白天症状发作或加重者，如《伤寒论》第61条（太阳病篇）阳虚阴盛之"昼日烦躁不得眠，夜而安静"；阳热实证也有人暮严重者，如《伤寒论》第268条（少阳病篇）之"三阳合病，脉浮大，上关上，但欲眠睡，目合则汗"等。临床需知常达变，不可拘泥于一端。

学生：请问老师，为什么没有用您常用的附子、肉桂、淫羊藿温阳，也没有用补肾时常用的巴戟天、杜仲、熟地黄等填补下元？

老师：患者突出的症状和我们要解决的主要矛盾是左肩背剧烈持续疼痛。疼痛病位在经络关节、筋脉肌肉；其主要病机一为寒湿瘀阻，经脉气血不通；一为阳气亏损，失于温通，阴血不足，无以濡养。

患者双尺脉沉弱无力提示肝肾精气不足，但患者腰膝无明显寒象，肾阳亏损并不明显。患者肝肾精气不足既不是当前主要病机，更不是当前主要矛盾。故初期治疗不需补益肝肾或温补肾阳。

病情急者治宜急。当务之急要解决患者的主要病痛，要想解决患者的主要病痛就必须从主要病机入手。温通阳气，补益气血，宣痹通络，养阴缓急。阳气振奋，则痹宣络通；阴血充足，则急迫得缓。

待患者主要病痛缓解之后，在后续巩固治疗过程中，则需考虑滋补肾精、填充下元。

因肝肾同源，肝为藏血之脏，肾为先天之本，阴精之源。在慢性消耗性疾病治疗过程中，补益肝肾，扶助正气，从根本上增强患者的抗邪能力，对于祛除病邪，恢复人体阴阳平衡至关重要。如六诊时患者疼痛基本缓解，在原来方药基础上酌加怀牛膝、山萸肉补益肝肾之品即是此义。

具体问题具体分析，是中医辨证论治活的灵魂。在整体观念基础上辨证论治，以不变应万变是我们必须遵循的原则和掌握的法宝。临证之际，病情千变万化，错综复杂，或虚实夹杂，或寒热互见，或表里同病，治疗时法因证立，方由证出，有是证而用是药。

扶正之中或温阳益气，或滋阴养血，或填补肝肾；祛邪方面，或用汗法，或用下法，或用吐法；或虚实兼顾，或寒热并用，或表里同治，一切均以患者主要病机、证候为依据和指归，切不可有先入为主的程式和套路，否则就会画地为牢，束缚住我们的手脚。

学生：请问老师，生白芍有较好的止痛效果，张仲景运用白芍治疗多种疼痛，请谈谈《伤寒杂病论》应用白芍止痛的方证。

老师：古时芍药不分赤白，二者同一科属，其根茎外观大致相同。六朝以后始分赤白。开白花者称之"白芍"，开红花者称之"赤芍"。据《神农本草经》《名医别录》记载：芍药苦寒微酸，功用养血和营，柔肝止痛，活血化瘀。后世医家认为赤芍偏于苦寒，擅凉血通瘀；白芍偏微寒，擅滋养阴血，缓和急迫。

张仲景在《伤寒杂病论》中运用白芍治疗多种腹痛和身体骨节疼痛，简要概括如下：

1.治疗腹痛证。《神农本草经》云芍药"主邪气腹痛"。

其一，芍药治疗中焦虚寒、气血不足的虚性腹痛。如小建中汤，白芍与桂枝、饴糖相配，调补阴阳，温建中土治疗虚劳"腹中急痛"证；若气虚自汗者，加黄芪，名黄芪建中汤。

其二，芍药与大黄相配可治疗脾虚、胃肠夹有积滞的腹痛。一是桂枝加大黄汤，用于太阳病误下，邪陷太阴之脾络不和、胃肠夹有腐秽积滞者；二是大柴胡汤，芍药与大黄、柴胡、黄芩相配，和解少阳与通下阳明并施。前者属脾虚、脉络不和兼有胃肠积滞，故与温阳散寒之桂枝、生姜相伍；后者为少阳郁热，肠腑实热积滞，故柴胡、黄芩、枳实、大黄相合，此为二者之区别。

其三，芍药可治疗气滞血瘀腹痛。桂枝加芍药汤治疗太阳病误下后，邪陷太阴，脾伤气滞络瘀之"腹满时痛"证，方中重用芍药配桂枝，温阳和络而止痛；若气滞络瘀夹热者，芍药合枳实、麦芽名枳实芍药散，具有破结理气、清热化瘀之效，适用于"产后腹痛，烦满不得卧"之证。

其四，芍药也可用于寒性腹痛，除桂枝加芍药汤和桂枝加大黄汤外，通脉四逆汤方后注"腹中痛者，去葱，加芍药二两"。虽为寒性腹痛，但芍药与温阳的附子、干姜相配，去性存用，温振阳气，缓急止痛。

其五，芍药用于妇人腹痛证。如土瓜根散治疗妇人瘀血引起的月经不利腹痛证；王不留行散治疗妇人产后瘀血腹痛证；芎归胶艾汤治疗妊娠胞阻腹痛证；温经汤治疗妇人半产后寒凝瘀血的少腹拘急疼痛证；当归芍药散治疗肝脾不和的妊娠腹痛等。

其六，芍药与甘草相配，名为芍药甘草汤，仲景用于治疗"脚挛急"。《医学心悟》云"治腹痛如神"。经适当配伍，可通治一切腹痛。

2. 身体肢节疼痛。

其一，芍药配乌头、麻黄、甘草、黄芪、白蜜等名乌头汤，治疗寒湿历节不可屈伸疼痛。

其二，芍药与附子、人参、白术、茯苓相配名附子汤，用于阳虚而寒湿留着筋脉骨节的身疼痛证。芍药在二方中均有逐血痹、缓急止痛作用。

其三，若寒湿痹证化热伤阴，则用桂枝芍药知母汤，方以芍药知母相配清热养阴。

其四，若风寒未尽而营气已虚身痛者，可用桂枝加芍药生姜各一两人参三两新加汤治疗，方以芍药配人参、桂枝、生姜等，"益不足之血，散未尽之邪"。

综上，张仲景巧用、妙用芍药治疗诸多疼痛，无论是虚寒腹痛、还是实热腹痛，或是虚实相兼、寒热并见腹痛，通过适当配伍，均能获得较好的止痛效果，值得我们学习和效法。

十三味中药含六方，一月剧痛一剂药除

病情介绍

患者男性，72岁，为相识的中医师，遇事情绪不畅时间较长，后来查体时发现胆管异常，确诊胆管癌，到上海某医院手术治疗，术后化疗，并多方中医药治疗，有4年时间病情稳定。

2018年9月突然出现全身黄染，考虑转移致阻塞性黄疸，行胆囊穿刺引流后，出现一个困扰的问题，引流管粗则引流通畅但疼痛明显，引流管细疼痛减轻但引流不畅，住院治疗30余天，黄疸消退不明显，纳差、消瘦、乏力日益突出，请我去会诊。

患者当时突出的症状是右上腹疼痛，24小时持续疼痛，伴有严重腹胀，患者蜷卧床上，辗转反侧，呻吟不止，用止痛药可得暂得安宁，移时又痛。纳差，只能进食少量流食，消瘦，四肢无力，起则眩晕。之前曾用茵陈、大黄、栀子、金钱草以退黄，黄疸不仅未退，腹胀反加剧，食欲不振，甚至粒米难进，饮食几废。口干，欲饮又不能多饮，二便不畅。而且因疼痛躁扰不宁，不停地对家人发火。舌红胖，苔白厚，脉弦滑缓无力。

辨证论治

老师：患者4年前确诊胆管癌，经过手术、化疗等，恢复尚可。

因肿瘤复发住院治疗，黄疸、疼痛、腹胀等症状改善不理想，患者寝食难安，消瘦明显，已经无法独立下床。

突出的症状是右上腹部疼痛，其特点一是痛势剧烈，二是持续不缓解，导致患者辗转反侧、呻吟不止，这是实性疼痛的特点。

病位在右上腹，是少阳经的循行部位，结合全身黄染、烦躁易怒、舌红脉弦滑，提示湿热阻滞，枢机不利，腑气不畅，不通则痛。西医确诊为胆管癌复发，胆管梗阻，也是实邪阻滞肝胆的佐证。

患者大便不畅、小便不利，为少阳兼阳明腑实、三焦气化不利。

以上病机偏实偏热，是否纯为实热，还要看患者是否有虚和寒的另一面。

患者消瘦明显，疲乏无力，卧床不起，舌胖脉缓无力，曾用寒凉中药治疗后腹胀加重，食欲不振、起则头眩，提示脾阳亏损，运化无权，清阳不荣，虚散为满。而脾阳亏损，失于温煦，也是导致腹痛的原因之一。

概括其病机，患者既有湿热阻滞，少阳枢机不利、阳明腑气不畅之偏实偏热，又有脾阳亏损、运化失职的偏虚偏寒。

仔细观察患者腹痛的情形，蜷卧床上以手护腹，似乎是虚性疼痛的特点，但辗转反侧，不停地变化体位以求缓解疼痛，双手稍用力按压即疼痛加重，医生查体更是拒按，又反映出实性疼痛的特点。

腹胀为大腹胀满，伴有纳差、乏力，进食则腹胀益甚，此乃脾阳亏虚、运化失常所致而少阳枢机不利，阳明腑气不通，也是导致腹胀的原因之一。

大便不通，有实有虚。一者太阴脾家虚寒，脾阳运转无力，大便排泄不畅，即"至虚有盛候"，类似西医的胃肠动力不足导致的便秘，此为因虚而致实；二者少阳枢机不利、阳明腑气不通，此乃因热、因实导致便秘。二者病机同时并见。

患者黄疸是巩膜、全身皮肤重度黄染，其黄色既不像阳黄鲜明如橘色，亦不如阴黄之晦暗如烟熏，介于阴黄、阳黄之间，是半阴半阳之黄疸。

前面医师之所以治疗无效，就是被患者持续的疼痛、全身黄染、二便不利等症状所迷惑，没有看到脾阳亏虚、运化失常的另一方面。正虚和邪实是矛盾的两个方面，治疗需虚实兼顾、寒热并用。

病机：少阳郁热，枢机不利，腑气不通，脾阳不足，运化失常。

治法：清泄肝胆，通下里热，温阳止痛。

方药：予大柴胡汤、柴胡桂枝干姜汤、理中汤、茵陈蒿汤、桂枝加芍药汤、苓桂术甘汤等合方加减。

处方：

柴胡 30g　黄芩 15g　干姜 20g　　厚朴 15g

桂枝 30g　茵陈 60g　生栀子 12g　生白芍 75g

赤芍 20g　云苓 30g　大黄 9g　　　陈皮 15g

炒白术 30g

3 剂，水煎服，日 1 剂。

服一剂药后，患者当天晚上疼痛就消失，睡觉很安稳，腹胀明显减轻，食欲恢复。患者自诉："比以前好太多了！自己就想吃东西了，午饭一小碗河南卤面，大便非常通畅，精神恢复。""可以自己在病房转几十圈子，前几天头晕得根本不敢下床。"化验提示：总胆红素从 240μmol/L 降到了 160μmol/L。自此，患者疼痛一直未再复发。

💡 问题解答

学生：老师，这个患者病机如此复杂，用药却并不多，只有 13 味，是如何配伍的呢？

老师：辨证是寒热虚实错杂，治疗肯定是寒热并用，补泻同施。既要清利肝胆，和解枢机，通泻阳明，又要温补脾阳，助其运化。

方中柴胡、黄芩、茵陈、栀子、大黄为一组药物，性偏于寒，着力于清利肝胆湿热兼通阳明腑实；干姜、桂枝、白术、云苓温补脾阳，通利三焦。芍药养肝柔肝，缓急止痛，一药多用。陈皮、厚朴条畅气机，助脾运化。

以上十三味药物的配伍，不是简单的拼凑，而是包含了大柴胡汤、柴胡桂枝干姜汤、茵陈蒿汤、理中汤、桂枝加芍药汤、苓桂术甘汤等六首方剂。

柴胡、黄芩、芍药、大黄配合，蕴含着大柴胡汤之意，有清、疏、通的作用特点，疏利肝胆，荡涤肠胃，达到疏通肝胆郁滞、恢复胃肠通降的作用。

桂枝、干姜、白术，仿柴胡桂枝干姜汤、理中汤之意，温中健脾，助运升阳。干姜是温脾要药，可温脾家之寒，白术健脾除湿，桂枝通阳气、畅三焦、行津液、利小便。桂枝、干姜合用，通达阳气、温化脾气。

茵陈、栀子、大黄为茵陈蒿汤原方，针对肝胆湿热蕴结导致的黄疸，茵陈、栀子能导湿热由小便出，大黄能导湿热由大便而出，分泻湿热，通利腑气。

桂枝、芍药、大黄同用，有桂枝加芍药汤、桂枝加大黄汤之意。其临床主治脾气不足、脉络不和或夹有阳明积滞的腹胀时痛或腹部痛势剧烈，伴大便不通者。用桂枝加芍药汤或桂枝加大黄汤补脾和中，缓急止痛，兼通阳明腑气。

方中也有苓桂术甘汤的意蕴，温阳化饮、健脾利湿，振奋脾阳，预防腹水。

我常用大剂量的白芍治疗各种疼痛。白芍平肝，又和脾阴，缓解肌肉、筋脉的拘急，在辨证前提下，配伍大量（50g 以上）生白芍，往往能获得理想的止痛效果。

本例患者赤、白芍同用，乃针对肝胆湿热邪气较盛，加强清肝平肝之力而设，同时也借鉴了汪承柏教授的研究成果，单用赤芍，具有很好的利胆退黄的作用。

全方寒温并用，攻补兼施，协调配合，共奏清利肝胆湿热、温补脾阳、和解少阳、疏通三焦、通调阳明的作用。

这个用法是复合立法，针对复杂病机，数方相合，据证加减。实际上药味并不多，十三味，止痛效果不仅迅速，而且持续稳定，患者自此再未出现疼痛。

学生：这个患者的黄疸属于阳黄还是阴黄？

老师：教科书把黄疸分为阳黄和阴黄。湿热为患，发为阳黄，黄色鲜明如橘黄色；寒湿为患，发为阴黄，黄色晦暗如烟熏。

临床上阳黄和阴黄并不能截然分开，阴黄和阳黄可以互相转化，也可能同时并存，而且同时并见的情况并不少见。

该患者全身黄染很明显，总胆红素达到 240μmol/L，其黄色特点并非如阳黄之鲜明，但也非阴黄之晦暗，介于阴黄和阳黄之间，这与患者寒热错杂、虚实并见的病机是一致的。

患者病机正虚邪实，寒热并见，不若阳黄之鲜明如橘黄色，也不是阴黄之晦暗如烟熏，而是介于阳黄和阴黄之间，呈现半阴半阳的特点。

学生：老师同一个方剂中，寒药与温药并用，会不会相互影响疗效呢？

老师：处方用药是针对病症而设，有是症而用是药。临证之际，疾病单纯者少，复杂的多；纯寒、纯热、纯虚、纯实者少，寒热虚实错杂者多，疑难重症更是如此。

临床针对患者寒热、虚实并见、多种矛盾集于一身的错综复杂病机，单纯的散寒、清热，或单纯扶正、祛邪，均失于偏颇，治疗上必须寒温并用，攻补兼施，全面照顾病情，才能获得理想的治疗效果。

《伤寒论》的三泻心汤，是寒温并用的典范，主治寒热错杂痞证。其病机为胃热脾寒，脾胃升降失常、中焦堵塞不通。方中芩、连苦寒，清泻胃热，恢复胃之和降；半夏、干姜（或生姜）辛散、温升，温健脾土，恢复脾之升清；参、草、枣甘温，益气健脾，和中助运。诸药合用，辛开、苦降、甘调。中焦健运，升降复常，则呕、利、痞塞诸症得除。在同一个方剂中，温阳、清热、补虚、泄实，各行其道，互不干扰，各自发挥不同的治疗作用，并且相互裨益，相辅相成。

为了使方中不同药物更好发挥治疗作用，《伤寒论》中针对寒热虚实错杂病症的 7 首方剂均采用去滓再煎的方法，如小柴胡汤、大柴胡汤、柴胡桂枝干姜汤、三泻心汤、旋覆代赭汤。目的是使方中不同药物的温、清、补、泄之性有机融合，从而更好地发挥整体的治疗作用。

癌症疼痛麻药频服，中药数剂疼痛若失

病情介绍

患者赵某，男，56 岁，就诊日期：2015 年 7 月 15 日。

主诉：肺癌转移至臀部，术后臀部及下肢疼痛数月。

患者嗜酒酗酒、抽烟 30 余年。被诊断为肺癌（低分化癌）转移至臀部，臀部肿物如拳大，虽经手术切除，但创面仍渗脓液，臀部及下肢疼痛难忍，夜间尤甚，曾在数家医院就诊不效，遂由家属扶持来诊。

现疼痛不止，痛处灼热，面色暗红，形体偏瘦，恶风，坐卧不便，纳可，便秘，因疼痛难以入眠，口干燥，欲饮凉，全身牛皮癣，舌红略暗，苔白腻，脉沉弦细紧。

辨证论治

老师：临床因各种癌症引发的痛症很常见，其病机错综复杂。

就此患者而言，为肺癌转移臀部导致臀部及下肢疼痛难忍，根据疼痛夜间加重的特点，首先考虑寒邪为患。

寒为阴邪，寒主收引，寒主凝滞，寒主痛。如冬天水冰地坼，河流结冰，河水冻结凝固。人体也是一样，受寒后气血运行不畅，络脉瘀滞，不通则痛。

夜间阴气用事，阴寒弥漫，寒凝血脉，脉络运行愈加滞涩不畅，故夜间疼痛加重。苔白腻，恶风，脉弦紧，均为寒凝阳虚之象。

此外患者还有阴虚有热的病机。

如痛处灼热，口干燥，欲饮凉，脉细，面色暗红，形体偏瘦，舌红略暗，全身牛皮癣则为烟毒、酒毒灼伤阴血，阴虚生热，热毒内蕴，腠理阻闭，血运不畅。

便秘可由阳气不足，寒邪凝滞，胃肠动力不足所致，也有阴虚内热，肠腑燥热的原因，二者病机亦可兼而有之。

臀部伤口久而不愈故患者坐卧不便。

综上，患者既有阳气不足，经脉失于温煦，气血运行不畅，同时有热灼阴血，阴虚内热。二者病机同时存在。

病机：阳虚寒凝，阴虚失养。

治法：益气温阳，养阴清热，宣痹通络。

方药：桂枝芍药知母汤、芍药甘草附子汤，甘草附子汤加减。

处方：

生黄芪 15g　桂枝 10g　　炮附子 10g　炙甘草 10g

生白芍 60g　炒白术 10g　防风 10g　　生麻黄 10g

知母 30g　　木瓜 30g　　浙贝母 10g　黄芩 10g

连翘 10g

14 剂，水煎服，日 1 次。

服上方后，全身漐漐汗出，白日基本不痛，夜间疼痛次数及程度明显缓解，尤其惊喜的是全身牛皮癣 90% 脱落，患者继续服药两周。

三诊后痛处灼热感消失，喜食热饮，患者可短时间散步活动，纳食增加，面色红润，精神甚佳。后因患者臀部伤口渗脓，入住肿瘤医院治疗而停服中药。

问题解答

学生：**患者夜间疼痛加重可能的原因是什么？**

老师：临床所见很多疾病，都有夜间加重的特点。如多种慢性消耗性疾病和危重患者。

本例患者肺癌转移以疼痛为主，特点是夜间加重。

首先疼痛夜间加重是因寒致病的病症特点。本病症乃阳气不足，寒邪凝滞经脉。入夜阴气用事，阴寒更重，经脉凝滞愈甚，血脉运行更为不畅，故疼痛夜间尤甚，此其一。

其二，患者长年抽烟、嗜酒，热毒灼伤阴血，阴虚而生内热，内热更加灼伤阴血，筋骨经脉愈加失去阴血的滋养，亦可导致疼痛夜间加重。

以上两个因素既可单独导致夜间疼痛加重，亦可交互作用，共同导致疼痛夜间加重。

学生：老师，这位患者肢体疼痛伴有牛皮癣，服药汗出后疼痛和牛皮癣都有明显缓解，是什么机制呢？

老师：患者以疼痛为主诉前来就诊。痛在哪里？痛在臀部及下肢，病位在肌肉、筋骨。其主要病机乃寒凝经脉，气血痹阻；阴虚内热，失于濡养。

不能忽略的病机是，牛皮癣导致的皮肤、肌肉郁闭，腠理阻塞。患者内则经脉阻滞，不通则痛；外则腠理闭塞则见牛皮癣。

正常情况下，内和外是一个有机的整体，在内经脉通畅，气血运行无阻；在外则腠理宣畅，开阖有度。病理情况下，外则腠理闭塞，阖而不开，必然会影响在内的经脉、气血运行；而经脉、气血不畅亦会影响在外腠理开阖，二者互为因果，互为影响。

治疗时需内外兼顾，宣通经脉与开泄腠理同时并举。腠理开泄有助于在内的经脉疏通，气血畅行；经脉畅通也有助于在外的腠理宣发，祛邪外出，里气通则表气畅，表里宣达，三焦通畅，外则溱溱汗出，牛皮癣得以消脱，内则剧烈疼痛得以缓解。

在疾病治疗过程中出现全身溱溱汗出，往往是疾病好转或向愈的征兆。所谓阳加于阴谓之汗，阳气蒸发津液出于体表即为汗。服上药后，上下宣通、内外和谐，三焦通畅，全身溱溱汗出，则疼痛缓解，此即痛则不通，通则不痛。

痛经迁延二十余年，服药月余疼痛消失

病情介绍

王某，女，48岁。痛经27年，被西医诊断为子宫内膜异位症，肾脏积水，右肾切除，双侧附件区囊肿。近年来月经期间腹痛逐渐加重，难以忍受，坐立不安，伴头痛，腰痛，二便皆不通利，甚或去医院插导尿管以帮助排尿。西医给予注射GnRH-a（亮丙瑞林）以中断月经，先后共注射13针后，月经停止来潮，但腹痛仍时有发作，发作时患者腹痛难忍。

平素患者畏寒，手脚凉，大腿及臀部皆凉，没有温热感，恶心，食凉则胃脘疼痛不适，乏力，便干，烦躁，眠差，B超提示：盆腔积液。舌暗红，苔薄白，脉沉细缓尺弱。

辨证论治

老师：患者痛经近30年，经来痛剧难以忍受，严重影响正常的生活和工作，无奈注射GnRH-a，人为阻断月经，以期缓解疼痛。虽停经5个月，但腹痛仍时有发作，发作时疼痛剧烈，坐立不安，病属中医痛证无疑。

痛是患者最突出、最痛苦和急待解决的主要问题，但疼痛只是患者脏腑功能失调的一个结果，那么，患者疼痛的病因是什么？中医又如何解决患者的病痛呢？

此患者是我在外地讲课结束，由参会的一位医生带着患者到宾馆找我看病。

初诊第一印象，患者面黄无泽，形体较瘦，语音低微无力，此乃痛经迁延持续27年，消耗气血，正气大虚，但证属阴虚、阳虚，是否兼有邪实，尚需全面诊察，方可确定。

进一步查询追问得知：除发作时腹痛剧烈，坐立不安外，患者平素乏力，腰痛喜暖，手脚寒凉，大腿及臀部皆凉，无一丝温热感，恶心，纳食不多，食凉则胃脘疼痛不适，每日均需热敷胃脘、腰腹及下肢方觉舒适，才能入睡。视之舌暗红，苔薄白，切之脉沉细缓尺弱。

综上可知，其主要病机为阳气虚弱，阴寒内盛。阳虚为本，阴寒为标，正虚邪实，虚实夹杂。

肾阳亏损，温煦无权；脾阳不足，无以运化，故见全身一派寒象，纳少喜热。脾肾阳虚，寒凝肝脉，经脉不畅，不通则痛，故腹痛时作，痛势剧烈。

病机：脾肾阳虚，寒滞肝脉（胞宫），水气不利。

治法：温补脾肾，暖肝散寒，佐以利水。

处方：

炮附子 45g（先煎）	干姜 15g	炒白术 20g	茯苓 30g
小茴香 12g	肉苁蓉 20g	巴戟天 30g	吴茱萸 15g
桂枝 12g	锁阳 20g	泽泻 30g	川芎 15g

7 剂，水煎服，日 1 次。

服用上方 14 剂后，患者双手出现了蜕皮现象，自述已经没有那么怕冷了，手脚开始发热了。

二诊：患者感觉疼痛明显减轻，食量较前增加，大便通畅，腰膝还有轻微怕冷，眠差。舌淡苔白，脉沉缓。

处方：

干姜 15g	吴茱萸 15g	川芎 20g	葛根 45g
炒白术 20g	茯苓 20g	肉苁蓉 30g	桂枝 15g
锁阳 30g	泽泻 30g	炮附子 50g	白芍 30g
怀牛膝 30g	仙灵脾 30g		

7 剂，水煎服，日 1 次。

上方加减，前后共服用中药 40 剂后，患者反馈：腹痛已经基本消失，同时已停止注射 GnRH-a。可喜的是，停止注射 GnRH-a 后，月经恢复正常，疼痛再未出现，全身不再怕冷，消化健旺，体质明显好转，双侧附件区囊肿及盆腔积液消失，完全恢复了正常的生活与工作。

🔎 问题解答

学生：老师，请谈谈您对该患者的处方用药的思路。

老师：本患者的脾肾阳虚相当严重，虽尚未达到脾肾阳衰、需要抢救的危急程度，但是患者痛经持续 27 年，严重消耗正气，西医为缓解经期疼痛注射亮丙瑞林以中断月经，但月经中断后仍腹痛时有发作，痛势剧烈，寝食不安，严重影响正常的工作和生活，且全身寒凉之象并无丝毫好转，说明痛经只是一个结果，只是一个表象，导致其痛经或腹痛背后的主要原因是脾肾阳气虚弱，失其温煦气化；阴寒之邪内盛，经脉气血运行阻滞。病因（或病机）得不到消除或解决，痛经或腹痛就不可能得到真正缓解。

治病必求于本。因此，温补脾肾，暖肝散寒就成为治疗本患者痛经或腹痛的治本之法。因患者病程较长，全身寒象显著，腹痛发作时痛势剧烈，提示阳虚较甚，阴寒凝滞较重，治当重剂温阳，脾、肾、肝三脏同温，峻逐阴寒之邪。

方中附子、干姜，专事温阳，是温补脾肾的要药。姜、附辛温宣通，虽能速补阳气，但恐其不能持久，又以巴戟天、肉苁蓉、锁阳，填精补髓，温润通便，补而能守；小茴香、吴茱萸暖肝散寒；桂枝、川芎温阳散寒，通行经脉；白术、茯苓、泽泻，健脾利水、蠲除水湿。

诸药合用，温脾肾，暖肝脏，散阴寒，通寒滞。温阳通阳就是止痛，散寒通络就是止痛。解除导致痛经或腹痛阳虚寒盛的原因，不止痛而痛自止。

学生：有一个很神奇的情况，患者为了缓解痛经注射 GnRH-a，但月经中断后腹痛仍时有发作，痛势剧烈难忍。吃完您开的中药后，月经正常来潮，而痛经或腹痛再未发作，整体状况显著改善，恢复了正常的生活和工作，这是为什么？

老师：西医认为，月经期间异位的子宫内膜增厚出血是导致疼痛的原因。为了缓解痛经，患者选择注射 GnRH-a 停止月经，阻止内膜增厚出血。

为止痛而注射西药中断月经，但停经后腹痛仍时有发作，痛甚而寝食难安，伴全身一派寒凉之象，说明通过中断月经来缓解疼痛是治标不治本。疼痛为标，而导致疼痛的原因是本，导致痛经或腹痛背后的致病原因没有解除，病因不除则疼痛不止。

怎么寻找疾病的根本原因和病机呢？

从局部来看，患者持续 27 年的痛经，严重损耗正气，平素腹部喜暖喜热，月经来潮时得温按痛减，此其一。

就全身情况而言，面黄无泽，乏力懒言，腰痛喜暖，手脚寒凉，大腿及臀部皆凉，无一丝温热感，纳少，食凉胃疼，此其二。

其三，患者每天必须用理疗仪器或盐热敷胃脘、腰腹部及下肢，否则全身不适且难以入眠。

由此可见，患者腹痛时作与全身虚寒症状紧密关联，都是阳气虚弱的外在表现。脾肾阳虚，寒凝肝脉是患者痛经或腹痛的主要病机和根本原因。找到了病因，明确了病机，治疗大方向就明确了。有是证用是药，温补脾肾，暖肝散寒，温润通利，而阳气恢复，阴寒蠲除，经脉通畅，则疼痛自止。

从治疗效果看，患者坚持服中药 40 剂，停用 GnRH-a 后，月经正常来潮，但腹痛自此一直未再复发，全身乏力畏寒显著改善，恢复了正常生理、生活和工作。

学生：患者治疗 14 天后，双手出现了蜕皮现象，怎么解释这种反应？

老师：中医学将四肢手足称为"四末"，有"四肢皆禀气于胃""脾主四肢""四肢者诸阳之本也"之说，观察四肢变化也是中医诊察病情、判断预后的一个重要指征。

在《伤寒论》中，诊察四肢可判断疾病的预后。

如《伤寒论》第 292 条"手足不逆冷，反发热者不死"、295 条"手足逆冷者，不治"、第 296 条"四逆者死"等，根据手足温热、寒凉，来判断脏腑阳气盛衰和疾病的预后。

《伤寒论》第 351 条"手足厥寒，脉细欲绝"，通过对手脚冰冷不温和脉细辨证为血虚寒厥之证。

《伤寒论》第 274 条"太阴中风，四肢烦疼……"，通过四肢变化辨别太阴脾虚感冒。

《伤寒论》第 191 条"手足濈然汗出，此欲作痼瘕"，通过对手足连绵不断、阵阵微汗辨为胃寒的痼瘕之证。第 197 条"二三日呕而咳，手足厥"，结合手脚的厥冷辨为胃寒气逆。

以上条文，通过对四肢手足温度变化，推断疾病预后、诊察脏腑的寒热虚实。

本症患者，手脚凉，甚至上至大腿及臀部皆凉，没有温热感，是脾肾阳虚、四末温养失常的结果。经过温振阳气、蠲除寒邪，臀、股、膝自觉有温热感，手足转温，是人体阳气得以温振，肢体阳气逐渐恢复的反映。

至于蜕皮现象，是正气来复、祛邪外出的表现，是药物中病的"瞑眩"现象，类似驱逐外寒时的出汗，水肿消退时小便通利等。

四肢为诸阳之本。阳气来复，寒从四末排出，既可能出现蜕皮，也可能出现瘙痒、疹子、起水泡等症状，临床具体表现虽异，但其本质则一。均是正气恢复，阳气振奋，祛邪外出，阴寒消散，如春回大地、枝发新芽，是除旧立新之象。

急危重症

癌症腹水胀痛难忍，十枣逐水彰显奇功

病情介绍

患者王某，男，57 岁，因 3 年前（2019 年）胆管癌手术后转移出现腹水，经朋友介绍邀我为其网诊。

2022 年 10 月 10 日我连线患者，视频见：患者面色萎黄，眼窝深陷，形体极度消瘦。

患者："医生，我现在腹胀很严重，您看我的肚子。"说着露出腹部，我见其腹部膨隆，皮色苍黄，青筋外露。

患者言语低微，表情痛苦。家属帮忙诉说病情："饭也吃不下，人特别烦躁，坐也不是，躺也不是，瘦了好几十斤，他身高有一米八，现在体重只有 50 千克。"

我问："大小便怎么样？"

家属说："尿频，尿得少，吃上利尿剂还可以，不吃就不行，大便不痛快。医院建议穿刺抽腹水，想着找您用中药调调。"

我查看其舌红，苔腻。

辨证论治

老师：腹水属于中医鼓胀范畴，临床常见于肝癌、胆管癌、肝硬化、肾病综合征或者腹部其他肿瘤的腹膜转移等，多出现在疾病的中晚期阶段，是病情急剧恶化和进一步发展的标志和结果，预后极差，死亡率极高。

此例患者，手术已过 3 年，因癌肿长期消耗，虽正气虚衰，体力不支，但当下突出矛盾是水邪壅盛，大实大满、大积大聚，治疗上当急则治其标，"先病而后生中满者治其标""小大不利，治其标"。(《素问·标本病传论》)，只有急治其标以祛其邪，迅速有效攻逐水饮，通利二便，祛除危及生命的邪气，方可有效保护正气，并为后续治疗赢得宝贵时机，考虑用十枣汤攻逐水饮，通利二便。

诊断为鼓胀（水臌），正虚邪实，治宜攻逐水饮。

予十枣汤治疗。

大戟、甘遂、芫花磨成细粉各 0.3g，共 0.9g，用大枣十枚煮汤送服。晨起空腹服，第一次服用后，患者未出现呕吐和腹泻，当日停服。

第二日每味药加至 0.5g，共 1.5g，大枣汤送服。服后患者出现恶心，呕吐，自诉把药物全吐出来了，未腹泻，当日未再次服用，嘱服米汤。

第三日，仍用前方剂量，予1.5g，大枣汤送服。服后出现恶心、呕吐，继而腹泻，初为黄色稀便，后为黄色稀水。伴随腹痛剧烈，难以忍受，口服曲马多两次，效果不佳，仍疼痛难耐，自行注射阿托品 1 次，泻下如注，快利数次后腹水消失，疼痛渐止。服药前已告知患者可能出现以上症状，无须恐惧。

第四日，患者腹平柔软，视频通话，精神好转，已能进食，与前判若两人。

后以温阳利水，益气健脾方药继续治疗（黄芪建中汤、理中汤、真武汤等加减）。

处方：

生黄芪 30g　桂枝 24g　生白芍 60g　延胡索 30g

厚朴 30g　　干姜 30g　云苓 45g　　炒白术 20g

炮附子 10g[先煎]　　　肉桂 9g　生姜 4 片

大枣 3 枚　麦芽糖 30g

水煎服，日 1 次。目前仍在治疗之中。

💡 问题解答

学生：《伤寒论》中利水的方剂有真武汤、五苓散、猪苓汤、牡蛎泽泻散等；有泄热通腑的三承气汤、和解少阳兼通下阳明燥热的大柴胡汤，以及攻逐水饮的大陷胸汤，老师为什么选择十枣汤？

老师：真武汤主治少阴阳虚、水气泛滥证；五苓散主治太阳蓄水证；猪苓汤主治阴虚水热互结证，三方都有利水化饮的作用，都能治疗水饮内停的小便不利，但若用于治疗诸如腹水这样的邪气壅盛、大积大聚之证显然难以胜任。

牡蛎泽泻散是为水湿壅滞下焦的水肿实证而设，方中商陆虽然泻下逐水力量较强，但用于本证治疗仍显病重药轻。

三承气汤具有泻热通腑作用，主治阳明腑实证；大柴胡汤和解少阳兼泻热通腑，主治少阳兼阳明腑实之证，以上四方均有泻下通腑作用，而腹水乃气化不行、水邪壅盛所致，二者病机迥异，方证不符。

大陷胸汤由大黄、芒硝、甘遂组成，主治水热结聚严重、邪气壅盛的结胸热实证，其病机一为热邪壅盛，二则痰水结聚，治以泻热破结逐水，方中大黄、芒硝泻热破结，甘遂直逐其水，本方药物剂量较大，作用峻猛，为峻烈攻下剂中剂量最大者，临证非脉证俱实者不可用之。

十枣汤主治水饮积聚胸胁的悬饮证，见于《伤寒论》第152条："太阳中风，下利，呕逆，表解者，乃可攻之；其人漐漐汗出，发作有时，头痛，心下痞硬满，引胁下痛，呕即短气，汗出不恶寒者，此表解里未和也，十枣汤主之。"以及《金匮要略·痰饮咳嗽病》篇："病悬饮者，十枣汤主之。""咳家其脉弦，为有水，十枣汤主之。""夫有支饮家，咳烦，胸中痛者……宜十枣汤。"等。其病机为饮停胸胁，症见心下痞硬满，咳唾引痛，胁下胀满，不得平卧等，治在攻逐水饮。临床上用于水饮停聚于胸腹属邪气盛实者，其临床适应证有二：①胸腔积液，如结核性渗出性胸膜炎、肺癌胸腔积液等。②肝癌、胆管癌、肝硬化腹水，以及其他腹部、妇科癌肿引起的腹水等。十枣汤由大戟、甘遂、芫花三药组成，以攻逐胸腔积液、腹水为长，药专力峻，以十枣命名，意在峻猛攻下的同时，顾护正气。

本证正气虚衰为本、水邪壅盛为标，突出的矛盾为邪盛标急，"急则治其标"，"小大不利，治其标"，但需在峻下逐水的同时顾护正气。治疗宜选用十枣汤，方中大戟、甘遂、芫花均为逐水剧烈之药，而以甘遂之力最峻，三药合用，其力尤猛，以大枣十枚煎汤服下，以顾护正气，"选大枣肥者为君，预培脾土之虚，且制水势之横，又和诸药之毒"（柯琴），从"强人一钱匕，羸人服半钱"、"若下少病不除者，明日更服加半钱"，亦可领会仲景用药之慎之精，"得快下利后，糜粥自养"，此乃借谷气以补养，使邪祛而正不伤，既不使邪气鸱张而无制，亦不使元气虚衰而不支。得快利后，水邪蠲除，二便通利，迅速解除水饮邪气对正气的危害，有效保护了正气，达到了治病留人的目的，为下一步治疗赢得宝贵时间。

急则治标的原则多适用于突发的急症、卒病，且病情严重，或慢性病在发展过程中出现危及生命的某些证候时，当以治标为主、治标为先。如大出血患者，出血为标，出血原因为本，因病情危急，先止血治标为首务，待血止后再治出血之因以图本。当标急缓解、本因消除，继之以扶正补虚，为此，古代医家提出了治疗出血的三原则，即"塞流""澄源""复旧"（《丹溪心法》）。再如"夫病痼疾，加以卒病，当先治其卒病，后乃治其痼疾也"（《金匮要略》）。缓则治本原则多适用于慢性疾病，正气不足而邪气未尽，治疗宜于缓图，必待脏腑气血精气充足，疾病方能逐渐痊愈。

需要指出的是：所谓"急则治其标，缓则治其本"的原则是相对的、有条件的，不能绝对化。急则治标并不是完全不须治本，如大出血时气随血脱，益气固脱就是治本，亡阳虚脱之时，回阳救逆也是治本。同时缓则治本也不是不需治标，如脾虚气滞的腹胀满，需在益气健脾治本之同时，兼用理气消胀治其标，如《伤寒论》第66条"发汗后，腹胀满者，厚朴生姜半夏甘草人参汤主之"。而十枣汤以大枣命名，在峻逐水饮的同时顾护正气之意自在不言之中。

小大不利治其标，意指疾病出现二便皆不通利，当先治其二便不利之标，二便不利表示五脏功能失职，六腑传导无权，邪无出路，虽为标病，宜当先治。否则，不仅本病难治，还会危及生命。"先病而后生中满者治其标"，"小大不利，治其标"。先病为本，后病为标，诸病皆先治本，唯中满和小大不利两证先治其标。因中满之病，其邪在脾胃。脾胃为后天之本，气血化生之源，中满（腹水）邪实，则药物和水谷之气，俱不能运行，脏腑皆失其养，其病情危急，故当先治其标。名曰治标实则是治疗脏腑的大本，亦为治本。但需注意，小大不利当是急证的大小便不通，如"关格"之类。若为一般病情，当据证酌情处理，并非一定先治。

学生：十枣汤是剧烈的泻下之剂，很多临床医生因为担心其安全性不敢应用，老师第一次使用也应该有此类担心吧？老师多次使用的经验，腹泻最严重会达到什么程度，持续时间是一天还是两天？除了伴发腹痛和呕吐，还有其他风险吗？有什么方法可以较好地预防或者减轻？什么情况下不能用十枣汤呢？

老师：我第一次接触十枣汤，是学生期间在临床实习，一例肝硬化腹水患者，老师用十枣汤治疗，具体量已经记不清了，患者服用十枣汤后，当日上午腹泻十余次，腹水得到较好控制。

自己在临床独立工作的时候，按照老师的经验，从小剂量开始，第一例也是胆管癌患者，术后出现黄疸伴发腹水，每天抽腹水 1000mL，同时补蛋白、补氨基酸等，但腹水控制不理想，随抽随长。当时正值春节期间，我嘱患者家属购买大戟、甘遂、芫花等药，三药合计 2.1g，用大枣煮水清晨空腹送服，服后不到 10 分钟，患者出现腹痛，呕吐，自诉把胆汁都吐出来了，痛不可忍，打了一针止痛药，后出现剧烈的腹泻，去了无数次厕所，仅此服药一次，一战而胜，腹水再未复发。这个病例提示我们，在给患者服用十枣汤时，应提前告知服药后的反应，免去患者恐惧。服十枣汤后腹泻的程度是喷射样的泻利，患者描述像水龙头一样哗哗下利，一泻使水饮尽除。一般晨起空腹服，当天就泻干净了，持续四五个小时，腹泻后可进食糜粥，或者服用扶助正气的方药。运用十枣汤的指征首先是认证要准，一是胸腹水邪壅盛；二是正气虽虚但尚能支撑；其禁忌之证为孕妇、大失血等。总之，对于正虚邪气壅实的胸腔积液、腹水，一定要果断抉择，当机立断，要有胆识和责任担当，迅速有效攻逐水饮，顿挫病势，逆转病情，救人于生死危殆之际，同时还需想方设法顾护正气，减毒增效，服药方法可从小量开始，逐渐加量，或者煎煮枣汤300mL，空腹先服150mL，再用剩余枣汤冲服甘遂、大戟、芫花三药；还可用大枣500g煮烂，去皮去核，加入甘遂、大戟、芫花各5g～10g，同枣泥一起服，一次一勺，半小时一次，得快利后，停后服，糜粥自养。如此不但可顾护正气，还可减轻药后呕吐、腹痛等峻烈的不良反应。

学生：老师怎么区分大陷胸汤、大陷胸丸、十枣汤、甘遂半夏汤、大黄甘遂汤，这些方剂都含有甘遂，都能够攻逐水饮，临床应用有何不同呢？

老师：大陷胸汤、大陷胸丸主治热邪与痰水互结于胸膈的热实结胸证，以胸膈、心下硬满疼痛、按之石硬、脉沉而紧、烦躁便秘等为主症。若结胸部位偏于上，症见胸膈疼痛、烦躁汗出，颈项不利者，用大陷胸丸峻药缓攻，方中大黄、芒硝、甘遂泻热逐水破结，用杏仁、葶苈子利肺气而开结饮，加白蜜变峻下之药为缓攻之剂，峻则能胜破坚荡实之任，缓则可尽际上迄下之邪。

十枣汤治疗悬饮，病位在胸胁，也可在腹部，峻下攻逐水饮，且用大枣顾护胃气。

甘遂半夏汤证病位在心下，也可在两胁，以心下坚满或痛、自利、利后反快、虽利心下续坚满、苔白滑、脉沉伏为辨证要点，方中甘遂攻逐水饮，半夏蠲除痰饮，芍药配伍甘草缓急止痛，用白蜜攻邪而不伤正，甘遂配伍甘草相反相成，激发水饮得以尽去。

大黄甘遂汤证病位在少腹，作用破瘀逐水，养血扶正，主治妇人产后，血与水结于血室，少腹满如敦状，大黄和甘遂合用，既可活血化瘀，又可攻下逐水，加阿胶以养血护正。

学生：得快下利，糜粥自养，这个方后注实际操作上有什么需要注意的吗？仲景先师为什么强调这个粥的重要性？

老师：这里突出一个"快"字，这个下利的特点是快速，《医宗金鉴》里这样描述："甘遂、芫花、大戟三味，皆辛苦气寒而禀性最毒，并举而用之，气味相济相须，故可直攻水邪之巢穴，决其渎而大下之。"急证需急治，救人如救火，用十枣汤一定要快，这属于急症，机不可失，时不我待，要趁着患者正气尚能承受峻烈攻逐之药时立刻用药，若迁延失治，则邪气日盛，正气日衰，正不胜邪，阴竭阳脱，患者有生命危险；"快"的另一层意思是药后泻下的速度之快，像水龙头打开水喷射而出，顷刻间痛快泻利后水饮得以尽除，若泻利不畅、泻不痛快，就难以达到攻逐水饮效果。

然峻猛攻邪，必伤正气，虽有大枣顾护脾胃，仍要以糜粥自养，一方面培补中气，另一方面减缓峻猛攻下的不良反应，体现了《伤寒论》保胃气的思想。这个糜粥不一定局限于糜粥本身，也可以是健脾扶正的药物。我曾经治疗一例肝硬化腹水患者，腹部胀满不能平卧，只能跪在地上趴在床上睡觉，治疗就是第一天吃十枣汤，第二天予以扶正药，此谓且攻且补，既能有效蠲除水饮，又能较好顾护正气，从而达到治病留人的目的。还有一种方法就是早上吃十枣汤，下午给予扶正药，当然也可以喝点粥，这没问题，这就需要把条文学透，不能拘泥，活学活用。

《伤寒论》中有很多药后服粥的方剂，总计34条。比如桂枝汤："……服已须臾，啜热稀粥一升余，以助药力。"服粥以资助中焦，助其发汗；再如理中汤"服汤后如食顷，饮热粥一升许。"以温胃散寒，培补中气；还有白虎汤、白虎加人参汤、竹叶石膏汤都有粳米，均能滋养胃气，助正祛邪，且防石膏等寒性药物伤胃。《黄帝内经》中提到人以"五谷为养"，谷物是人们赖以生存的根本，药食同源，药物是有偏性的食物，食物是最平和的药物，糜粥易于消化吸收，性补而平和，具有健运中焦、补养胃气的作用，尤其对于正气不足，体质虚弱者更为适宜。临床也可用一些扶正的药物，如理中汤、四君子汤、小建中汤等扶助正气。

学生：老师，十枣汤中不用甘草，是不是因为它们药性相反？

老师：这属于后世学者的说法，仲景的年代还没有十八反的禁忌。

十八反最早见于金代张子和的《儒门事亲》。《金匮要略》中的甘遂半夏汤甘遂和甘草配伍，因势利导攻逐留饮。方中甘遂、半夏逐水除痰，甘草、白蜜甘以缓之，芍药酸以收之，甘草、甘遂相反同用，取其相反相成，相得益彰，能够激发水饮得以尽去。十枣汤中用大枣，并以十枣命名，因大枣甘温，益气健脾，培土以制水。大枣还可减缓三药峻烈之性和药后不良反应，祛邪扶正兼顾。陈言在《三因极一病症方论》中首次提到"十枣汤药为末，用枣肉和丸"，将大戟、甘遂、芫花按照比例捣为药末，大枣蒸熟，取其枣肉，以枣肉和药末为丸，此为十枣丸。现代中医临床上治疗已不拘泥于内治法，有报道将三药捣为末，外敷神阙，此属活用其法，也有较好的治疗胸腔积液、腹水的作用。

学生：这位患者服药后腹水有再发吗？如果再发，还可以用十枣汤治疗吗？

老师：此例患者预后还要看基础病情况，因胆管癌复发导致的腹水，经用十枣汤治疗腹水消除，正气有所恢复，暂时度过难关，但胆管癌腹水复发率很高，若胆管癌得不到有效控制则预后不良。这例患者后来腹水有所复发，但腹水量少了很多，一直坚持服用益气健脾、温阳利水的中药。到目前为止，患者纳食可，大便也通，时有小便不利，小腹硬满，嘱其热敷，如果胀满严重的话，也可以再用十枣汤，从小量开始，可以吃0.3g。另外小腹胀满，小便不利，暗合大黄甘遂汤的方义："小便微难而不渴……此为水与血俱结于血室（小腹）也，大黄甘遂汤主之。"大黄甘遂汤是大陷胸汤去了芒硝，加上阿胶，此病不是产后，可以不用阿胶，用大枣代替。扶正祛邪，补泻兼施，提高患者生活质量，延长生命。

学生：听老师讲完后，我感觉临床上急腹症很多患者都可以用到十枣汤，中医在急症方面完全可以发挥最大优势，取得非凡的临床疗效。

老师：我讲了这些之后，大家在临床上遇到腹水的患者，敢不敢用中药治疗？承德有位医生，对中医很有见地，他用大陷胸汤或者十枣汤救治了很多急性胰腺炎患者，有时候大陷胸汤或十枣汤单味药用到3g～5g，患者服后泻利数次，疼痛缓解，病情痊愈。大家知道重症急性胰腺炎可伴有低血压或休克，具有高致命性、高死亡率的特点，临床西医治疗方法包括禁食、胃肠减压、营养支持，针对疼痛及感染情况，予止痛药和抗生素。如果存在并发症，酌情需要手术。而中医治疗运用大陷胸汤、十枣汤以攻逐邪气为主，泻热逐水破结，大多服药1次，病者得快利后，浊邪尽从二便下泻，腑气通畅，痛胀缓解，诸症消失。这种通下方法治疗诸如腹水、急腹症（痛、胀、呕、闭）等急症、重症，疗效非常快捷和显著。为什么通腑泻下治法会有如此卓越的疗效？因通腑泻下迅速导邪下行，顺应六腑和降之特性，一通百通，一了百了，因此它是根本性、颠覆性的治法。通腑泻下虽为急者治标，虽为攻逐邪气，实为补益六腑之大本。

我曾经在外科急腹症组工作一年多，像急性阑尾炎、急性胆囊炎、胆管炎这些很常见，急性化脓性梗阻性胆管炎、肠穿孔、胃穿孔这些急症，我们大多采用承气汤、大柴胡汤、大黄牡丹汤、大陷胸汤、十枣汤等通下为主，患者腑气一通，则诸症缓解，从而顿挫病势，扭转病情，甚或起死回生。

我们学习《伤寒论》《金匮要略》等经典，条文背诵再熟，如不在临床应用，那是纸上谈兵，空中楼阁，一定要学用结合，学以致用。

昏迷房颤病情危笃，中医救治化险为夷

病情介绍

刘某，女，79 岁。2018 年 3 月 9 日初诊。

2018 年 3 月我应邀去某三甲医院抢救一位昏迷患者。当时患者的情况非常紧急危重。西医诊断为"急性脑梗死、重症肺炎、陈旧性脑梗死、高血压 3 级（极高危）、2 型糖尿病"等十几个病。入院后患者一直昏迷，神志不清，血压低且不稳定，有时在 60/30mmHg 以下，需持续泵入去甲肾上腺素（当时剂量为 1.2μg（kg·min））维持，心率达 150～160 次/分，房颤，心律失常，用胺碘酮控制，发热（体温在 37.4℃以上，高时超过 38.0℃），血象高，西医用抗生素治疗。家属焦急万分，签署知情同意书，自愿请我用中医药大胆救治，并愿承担一切后果。

辨证论治

老师：患者昏迷、房颤、血压很低、发热，病情危重且急，切其脉沉细无力，察其舌淡而不干。

"察色按脉，先别阴阳"，这位患者病情复杂危重，可供参考的病情资料不多，如何辨寒热阴阳？

患者昏迷且发热，可能是热邪内闭，或痰热蒙蔽清窍，二者确实都可导致昏迷。"邪气盛则实"，若是上述热实邪闭，患者还应该表现出如痰鸣息粗、面红、舌红、脉滑或数而有力等实象、热象，但此患者并没有任何阳热实证的临床表现。患者脉沉细无力，舌淡不干，此乃虚寒之象，说明此患者阳气是虚衰的。

中医学有句话，"阳主开，阴主闭"。阳气旺则如白昼，太阳当空，开阔明亮，分毫毕现，阳气衰微，阴气隆盛则如黑夜，主闭主阖，伸手不见五指。人的精神、神志亦是如此，"阳气者，精则养神"，阳气旺则人精神清明，神志清楚，阳气衰微、阴气偏盛则精神委顿，甚则神志昏聩，意识不清。该患者一直昏迷不醒，神志不清，结合其舌脉，是阳气衰微，阴寒内盛的一种表现。

综合分析以上病情，可知此患者病机乃阴寒盛而阳气衰微。

病机：阴寒闭阻，阳气浮越。

治法：回阳救逆，开窍醒神。

处方：理中汤、通脉四逆汤、桂枝甘草汤加减。

党参30g　桂枝45g　　　炙甘草30g　干姜45g

茯苓30g　炮附子120g^{（先煎）}　石菖蒲30g　白芷15g

5剂，水煎服，1日1剂（此方患者实际服用2剂）。

服上方2剂，患者家属反馈：患者病情较前好转，心率74次/分（初诊150～160次/分），体温下降（37℃以下），血压稳定（去甲肾上腺素用量已大幅减少，由最初的1.2μg（kg·min）已减为0.06μg（kg·min），精神状态改善，眼神较前灵活。

二诊：家属转述，患者血压稳定，心率降至107次/分，胺碘酮已停用，感染指标（CRP）明显下降。患侧肢体水肿。

方药：理中汤、桂枝甘草汤、通脉四逆汤加减。

处方：

党参30g　桂枝60g　炙甘草45g　干姜60g

云苓45g　泽兰30g　石菖蒲20g　炮附子150g（先煎2小时）

5剂，水煎服，炮附子先泡、先煎各2小时，日1剂。

二诊药后反馈：总体情况向好，意识较前清楚，心率维持在80～110次/分，升压药去甲肾上腺素已停，收缩压维持在85～120mmHg，体温36.7℃，病情稳定，嘱继续服药观察。

三诊：患者病情持续好转，仍宗上方加减。

三诊药后反馈：患者已不再发热，心率 70 ～ 80 次 / 分，收缩压 110mmHg 左右，血象也已基本正常，痰较前少，呼吸机间断停用（每次停用 4 小时），神志时而清楚，患侧肢体轻度水肿，有少量褥疮。

四诊：患者神志较前更清楚，可与家属简单交流，舌淡红，苔白。

处方：理中汤、桂枝甘草汤、通脉四逆汤、麻黄附子细辛汤、二陈汤加减。

党参 30g	生黄芪 45g	桂枝 60g	炙甘草 30g
云苓 45g	陈皮 20g	细辛 15g	生麻黄 15g
干姜 90g	炮附子 200g（先煎）	石菖蒲 30g	法半夏 30g
泽泻 30g			

5 剂，水煎服，日 1 剂。

四诊药后反馈：患者已停呼吸机并拔管，神志清楚，血压、心率、呼吸正常，后出院回家康复。

💡 问题解答

学生：该患者有发热，西医也有重症肺炎的诊断，辅助检查血象也较高，您的处方中没有一味清热药，反而用了大剂量的温阳药，也取得了让人惊喜的效果，您立法处方时是如何考虑的？

老师：前面我们已经分析了，此患者的发热乃阴盛阳衰邪闭，加之过用寒凉药物所致的虚阳浮越，而非热象，所以无论西医检查、诊断为何？我们的立法处方要严格按照辨证来进行。

阴寒闭阻，虚阳浮越，此时温阳、回阳才是关键，切不可因其发热妄投寒凉发表之品而浇灭此一缕浮阳，唯有大剂温补阳气之品，方可使阳气回复，生机振奋，阴寒消散，不治其热而热自退，事实也正是如此。

大法定了，具体如何温阳回阳？患者阴寒闭阻、阳气衰微，应主要温养肾阳、脾阳、心阳。因肾主先天，肾阳为一身阳气之根本；脾主后天，为后天阳气之化源；心阳为君火，为一身阳气之大主。补益此三者，事半功倍。方用理中汤、通脉四逆汤、桂枝甘草汤、麻黄附子细辛汤等化裁治疗。

通脉四逆汤较四逆汤用量为大，可同时温补肾、脾、心之阳，本案中患者昏迷，阴寒内盛，且闭阻于内，阳气极衰，加大附子用量，意在急救回阳，破除阴寒，通达内外，振奋生机；患者阳气衰微，几欲亡脱，用理中汤取其急救脾阳，益气固脱；本案患者心阳亦虚甚，出现房颤、心律不齐，以桂枝甘草汤辛甘化阳，温通心阳，从而止悸动，复节律；后期合用麻黄附子细辛汤、二陈汤，数方相合，共奏破阴回阳，蠲除寒湿之功。

其他就是观其脉证，随证治之，如对于患者昏迷不醒加用石菖蒲、白芷助温阳药开窍醒神；后患者出现下肢水肿，为阳虚水饮，加茯苓、泽兰，合桂枝等温阳药温阳利水化饮等。

学生：该患者阴盛阳微，为何会发热？如何辨别其发热是确有热象、寒热错杂，还是阴寒迫阳浮越？

老师：患者发热（体温在37.4℃以上，高时超过38.0℃）且西医诊断有肺部感染（重症肺炎，白细胞数量异常增高），确实容易让人迷惑。

患者年事已高，长期卧床，有多种慢性器质性疾病消耗，因感染、发热也用过很多性属寒凉的抗生素，其神志昏迷，我刚才讲了是阴盛阳微的表现，阴寒之邪内盛，闭阻于内，此时却发起了热，可能的原因是什么？

一种情况是，患者尚有未清之热邪，寒热错杂，正邪抗争，此时在其舌脉、临床表现上应有一些反映。患者发热38.0℃以上，如果有热证，肯定还有其他表现与之呼应，可是，一点没有。

其舌淡而不干，寒不消水啊，脉也沉细无力，一直昏迷不醒，血压低，房颤，正气已虚极，无力维系正常生命活动，这些现象均提示，只有一种可能，患者的发热是假象，是阴寒内盛，闭阻于内，阳气衰微不仅无力抗争，且无容身之处，故而被迫浮越于外。此时若不把阳气留住，接踵而至的就是阳气亡脱，阴阳离决。

学生：麻黄附子细辛汤在《伤寒论》中用于太阳、少阴两感，有温阳解表之功，但该患者好像并不符合此方证，您为何要用此方？

老师：麻黄附子细辛汤出自《伤寒论》第301条，"少阴病，始得之，反发热，脉沉者，麻黄附子细辛汤主之"，确为太阳、少阴两感所设，即少阴阳虚，太阳表邪未解，临床也多用于阳虚外感之病症。

该患者虽阳虚但并无表证。其发热是虚阳浮越，而非外感，且用此方时患者已不发热，其脉也沉细无力，既无表证，为何还用此方？

麻黄附子细辛汤中麻黄辛温发散，宣通于上，附子温阳力宏，细辛辛香走窜，达表入里，仅三味药，不仅可发越阳气、驱逐外邪，而且可鼓动心阳、肾阳，扶助正气。所以，凡阳虚正气不足者，无论有无外邪侵犯，均可加减使用，《伤寒论》用于太少两感其实是对其临床应用举了一个很好的例子，但我们使用此方时不必拘泥。

本患者阴寒内盛而阳气虚衰，"阴主静而阳主动"，针对患者出现的昏迷不醒、房颤、血压低等生机危殆、静滞不通的临床表现，用此方主要就是利用其温阳且走而不守之性鼓舞阳气，通阳化滞，化静为动，与其他药一起，振奋生机，扶助正气，根本性地扭转阴盛阳衰的局面，从而促使患者转醒，神志转清。

这些年中医界对麻黄附子细辛汤的研究较多，其临床应用范围也大为拓展，本方即可扶阳解表，用于治疗荨麻疹、过敏性鼻炎、偏头痛等证属阳虚或肺虚感寒者，又可用于无表证的阳虚诸证，如窦性心动过缓、缓慢性心律失常、糖尿病周围神经病变、慢性肾功能不全等证属阳气亏虚者，均取得良好的疗效。

学生：对于这位患者您温阳药用量较大，如附子用到了200g，临床对于危重患者，温阳药的用量应如何把握才能达到理想的效果？

老师：临证中温阳药的用量主要还是依据患者的病症，结合对药物性味功效的把握。

此患者昏迷不醒、血压极低、房颤、发热，阴寒内盛且闭阻于内，虚阳浮越，此时五脏六腑、表里三焦已被重重阴寒所困，生死存亡系于一发，阳回则生，阳去则死，非破格重用附子、干姜等纯阳之品不能破阴回阳、力挽狂澜，正所谓"重剂起沉疴"。所以对于这类患者，辨证准确的基础上温阳药的用量一定要大。

以附子为例，《伤寒论》中，通脉四逆汤用生附子大者一枚，这个量用于挽救生死，力有不逮。现代多用制附子，其毒性较生附子降低，功效也有所下降，用到 100g 以上其回阳、强心等功用才能更好地发挥出来。

因畏惧其毒性，不少医者不敢用大剂量附子，我的方法是，在辨证的前提下，通过对附子的久泡、久煎（浸泡、煎煮 2 小时以上）来减轻其毒性。

七旬老翁神志昏迷，几勺中药神志苏醒

病情介绍

患者贾某，男，75岁，2017年7月2日初诊。

现病史：患者半月以来神志时清时昧，渐至昏迷状态，送至当地医科大学治疗，西医诊断：①脑梗死。②高血压病3级，极高危。③冠心病。④慢性阻塞性肺疾病等。经治疗效果不显（用药不详），无奈家属抬患者乘飞机来北京，欲住协和医院治疗。在宾馆等待床位期间，经熟人介绍，邀我去宾馆诊治。

患者处于昏迷状态，呼吸时断时续，喉间痰鸣，吸氧（床的一侧停放3个氧气瓶），舌淡胖，苔白略干，脉沉细缓无力。

辨证论治

老师：面对昏迷、神志不清患者，四诊收集到的病情资料非常有限，我们如何辨析病情？治疗又从何入手呢？

本例患者神志昏迷，呼吸断续，伴有喉间痰鸣，是威胁患者生命的主要症状，病情危急宜当急治。

此时摆在医生面前最大、最急迫和必须要解决的问题是判断病情、辨明病机。"病情变化，非一二端能尽，其实万变万化，不越阴阳两法"。因此，辨明患者病症的阴阳寒热属性，治疗才能有的放矢，逆转病情。

首先，患者昏迷，呼吸断续伴喉间痰鸣为痰浊上犯，蒙心闭窍；舌淡胖，苔白，脉象弱而无力，均为一派阳气虚衰、阴寒浊邪壅盛之象，证属阴证、寒证、虚证。

其次，通过详细、深入询问家属得知患者如下线索：①受寒病史：患者务农，长年在田地辛苦劳作，风吹雨淋。②偏好温热的饮食起居：饮食喜温热拒寒凉，居住窑洞喜欢热炕。③疾病进程缓慢：神志由时清时昧逐渐进展至昏迷，符合"阴之病也，来亦缓而去亦缓，阳之病也，来亦速而去亦速"的特点。

概括言之，患者主要病机为：阳气虚衰，阴浊上犯，阴乘阳位，蒙心闭窍。

究其根本，阳气虚衰，温化镇摄无权，阴寒痰浊上犯，阴乘阳位，水漫高原，机窍失灵。阳气虚衰为本，阴寒痰浊为标。

"病痰饮者，当以温药和之"，治宜温振阳气，蠲化痰浊，离照当空，阴霾自散。

病机：阳气虚衰，痰浊上犯，阴乘阳位，机窍失灵。

治法：温振阳气，蠲化痰浊。

方药：通脉四逆汤加涤痰降浊之品。

炮附子 90g(先煎)	干姜 50g	桂枝 60g	茯苓 20g
法半夏 45g	石菖蒲 30g	青礞石 45g	苍术 20g
白芷 20g	厚朴 20g	泽泻 30g	紫石英 90g

3 剂，水煎服，日 1 剂。

急救就是与时间赛跑，开方后立刻微信传至本人所在医馆，马上配药煎煮，让患者家人急速取回。患者神志昏迷，呼吸断续，时有呛咳，每次仅能灌服几勺，共灌服中药 2 次，患者神志转为清醒，思维清楚，能够回答问题，当日可进少量饮食，在搀扶下能缓慢走路，家属喜出望外。

3 剂药后，患者神清，进食增多，虽言语稍有不利，但可进行交流。时值协和医院病房已有床位，家属纠结是否还有必要住院，考虑来京不易，想全面检查身体住进协和医院。患者出院后，又邀我为其开方以备回家服用。

刻下患者神清，纳眠可，小便不畅，下肢无力。舌红暗，苔白而干。脉弦缓，寸脉大尺弱。

患者经急救虽已渡过险关，但患者阳虚寒盛的基本病机和体质则非一朝一夕形成，而阳虚寒盛则是影响和威胁患者预后的主要矛盾，后续治疗仍需温振阳气，蠲化寒湿。

处方：

炮附子 30g $^{(先煎)}$　党参 15g　　干姜 30g　　法半夏 20g

桂枝 20g　　　　茯苓 40g　　石菖蒲 20g　泽泻 30g

紫石英 60g　　　熟地黄 50g　酒大黄 9g　巴戟天 30g

7 剂，水煎服，日 1 剂。

近期随访，患者仍然健在，生活起居均能自理。

💡 问题解答

学生：老师，昏迷患者，不能言语，舌诊不配合，能给我们提供的信息很少，我们希望从家属那里获取有效资料，时间紧迫，那怎样问诊才能更有针对性呢？

老师：家属不知道哪些信息对病情有帮助，我们需要有目的地深入问诊，甚至刨根问底。

问诊需从以下几个方面入手：①工作、生活环境。②饮食起居、寒热偏嗜。③发病特点等。目的是从中找出有辨证意义的寒热征象，并据此对病情阴阳属性做出正确的判断。

如这位患者长期在农田劳作，风吹雨淋，有长期反复受寒病史；平素喜食热食和睡热炕，患病至昏迷病程缓慢等，这些问诊信息对我们判断病情的阴阳属性极有帮助，也可以说是起了决定性作用。

学生：老师，如果患者没有家属，或者家属不能为其提供有价值的信息，那怎么办？

老师：你说的情况很常见。临证时我们一是要参考脉诊。通过脉象可以了解脏腑的虚实、气血的盛衰、病情轻重等情况。

二是尽可能通过询问患者家属或亲朋好友，了解患者生活、工作环境、饮食起居、寒热喜好等，脉症合参，根据病情的寒热阴阳属性，或扶正、或祛邪，或扶正祛邪、寒热并用、虚实兼顾。

另外，经常有一些网诊患者，此时问诊尤为重要。需深入、仔细询问患者的发病情况、治疗经过、饮食起居、生活工作环境等，寻找疾病的蛛丝马迹，从阴阳寒热的高度判断病情，归纳病机，并针对性给予正确的治疗。

学生：阴浊之邪，其性类水，水性驱下，为什么会上犯清窍？

老师：水液在体内是以"气"的形式运行，而水变成"气"需要"火"作为动力，不要小看"火"的动力作用，宇宙飞船都是靠火箭的推力来完成发射。

在人体，火就是阳气，体内阳气搭建了三道防线，以确保水不上犯。

第一道防线是心阳。心位于上焦，心火总领全身气血阴阳，"君火以明，主明则下安"。君火似正午阳光，万物处于光明普照之下，各脏腑阴阳平衡，才能保证相火以位，禀命受令，使邪不僭越。

第二道防线是脾阳。脾位于中焦，主温运水湿。脾阳犹如地上的土，土没有了，水邪就会泛滥。脾阳相当于在中焦构筑了一道堤坝，对水邪有拦截作用。

第三道防线是肾阳。肾位于下焦，肾阳为一身阳气之根本，肾阳鼓舞并推动着全身阳气，"五脏之阳气，非此不能发"；此外，肾阳的蒸腾气化，能促进津液的运行输布。

可见上、中、下三焦阳气在水液代谢中的作用皆不可忽视。如若阳气不足，则不能蒸化水液，在人体湿聚为水，水聚为饮，饮聚为痰。

痰饮作为病理产物，反过来又是致病因素，没有了肾阳的蒸化，脾阳的制约，心阳的镇摄，阴浊之邪就会上犯清窍，闭心蒙神。

学生：温补心、脾、肾阳气的药物均有涉及，那治疗上是否有侧重？

老师："下阳为上中二阳之根，无下阳即是无上中二阳也。"（《医理真传》）下阳即肾阳，为阳气之根，立命之本。肾阳的鼓动是水液运行的始动力，若肾阳虚衰，不能温养脾阳，则脾阳亦亏，以致不能运化水湿；肾阳不足，则心失所主，震摄无权，水湿易于上犯。

因此，治疗上以温补肾阳为重，用附子补先天欲绝之真火，阳回则生，药量大，力量重，直达下焦；合干姜补土伏火，使真火伏藏；桂枝温心阳，以防水邪上犯。温振心阳，温补脾阳，温煦肾阳，三个堤坝，三个关卡，一起加固，全身阳气充足，阴浊寒邪才不会僭越。

学生：老师，治疗急危重症是否都需要重剂才能起沉疴，比如大剂量的附子？

老师：以郑钦安为代表的火神派即擅用大剂量附子屡起疑难大症，附子辛热直走下焦，大补命门真火。

《本草汇言》曰："附子乃命门主药……凡属阳虚阴极之候，肺肾无热证者，服之有起死之殊功。"在元气欲脱、真阳衰竭、生命垂危之际，附子能回阳固脱，起死回生；合重剂干姜、桂枝，回阳救逆，温中化饮，通阳化气。本案患者水饮上犯，窍闭神昏，阴盛格阳，若不用此峻猛之剂，病重药轻，犹兵不胜敌，杯水车薪，贻误病情。

二诊随着病情好转，附子用量随之减少。可见附子用量的大小及增减，完全根据病情轻重及病情变化而定。

学生：除了附子，紫石英用量也较大，能谈谈您的临床经验吗？

老师：紫石英我在临床经常应用，紫石英味甘性温，归心，肺，肾经、具镇心安神、温肺暖宫之效。《本草经集注》："定惊悸，安魂魄，填下焦，止消渴。"又曰："久服温中，轻身延年。"

质地沉重者，多有潜镇降逆的作用，紫石英与附子、干姜、桂枝等药合用，率众药下行，温阳潜镇，引火归原。此为温潜法，最早由祝味菊先生提出，"阳不嫌多，以潜为贵"。

另一方面，温可祛寒，大剂量紫石英，单刀直入，峻补下元，可除沉寒痼冷，广泛应用于阳虚导致的各类疾病。

神昏乱语目不识人，中药一服神志转清

病情介绍

于某，女，88岁，就诊时间：2010年春节期间。

患者有冠心病、慢性支气管炎病史，因脚部骨折，行动不便，长期卧床。2010年春节期间，因感冒致咳嗽、喘、咳黄稠痰、胸闷憋气入院治疗。西医诊为肺源性心脏病，给予消炎、止咳化痰，支气管扩张剂及激素（药名、药量不详）治疗，疗效欠佳，病情日益加重，医院已下达病危通知，嘱料理后事。家人无奈，转投中医。患者身在外地，其家属辗转找到了我，通过电话转述病情。

患者神志不清，胡言乱语，目不识人，手足躁扰，片刻不宁。舌脉未诊。

辨证论治

老师：对于这位患者该如何辨证？我谈一下我的思路。

患者将近90岁，久病卧床，正气衰弱，生机不旺，又调摄不慎，感受风寒。

入院以后输入大量液体和抗生素，都是寒凉之品，更加戕害正气，导致阴寒内盛，阳气虚衰。

患者胡言乱语、目不识人、躁扰不宁，乃少阴的心肾阳衰，孤阳外越，心神浮越，阴阳行将离决。

此时病情重笃、危急，治疗需当机立断，急救回阳。

治以四逆汤合桂枝甘草龙骨牡蛎汤加味，温摄心肾阳气，回阳固脱。

病机：阴寒内盛，虚阳外越，心神不敛。

治法：益气回阳，救逆固脱，潜镇安神。

处方：桂枝甘草龙骨牡蛎汤合四逆汤加减。

白晒参 10g^{（另煎兑入）}　　桂枝 30g　　炙甘草 30g　　炮附子 30g^{（先煎）}

干姜 20g　　　　　　煅龙骨 30g　煅牡蛎 30g　山萸肉 50g

3 剂，水煎服，日 1 剂。

药后反馈：1 剂煎煮，由家属给患者少量灌服，服半剂后，家属反馈，患者不仅躁扰不作，而且可安然入睡 3 小时，醒后精神转清，并进食面条一碗，鸡蛋 2 个。继服上方 2 剂后，患者精神渐复，意识清楚，回答问题思维正常，唯有气短乏力，咳嗽痰多，以益气健脾，止咳化痰善后。

💡 问题解答

学生：**患者意识不清，胡言乱语，目不识人，已经不认识陪护自己的子女了，病情既重且急，中医如何辨治？**

老师：昏迷、神志不清有寒热之分，不仅有阴寒内盛的昏迷，也有属于阳热之证的昏迷。这些年我抢救的昏迷患者，大概有十分之三属于热证昏迷，比如 2021 年春节后曾线上抢救两例昏迷患者，两例患者均神志不清，插呼吸机辅助呼吸，辨证属痰热蒙蔽心窍，治疗以清热涤痰、开窍醒神为主，经鼻饲中药后，均拔掉了呼吸机，神志恢复正常。

临床中对于此类昏迷患者，首先要辨清楚寒热阴阳，因病情重急，千钧一发，如有误判，辨证不准，后果非常严重。这类患者四诊资料往往又很少，所以辨治难度还是很大的。

患者出现胡言乱语、目不识人，手足躁扰，究竟属于热盛扰乱心神之"谵语"？还是属于阳衰阴盛、格阳于外的躁扰不宁？

一般而言，谵语多由阳热扰乱心神所致，如《伤寒论》第 210 条所云："实则谵语。"《医宗金鉴》对其有更具体的论述："心气实热而神有余，则发为谵语。谵语为实，故声长而壮，乱言无次数数更端也。"总之，谵语属实，阳明病多见之，多为热盛里实而发。

因家属代述病情，患者胡言乱语的具体情形我们不得而知，若为热盛邪实所致谵语，在胡言乱语、躁扰不宁同时应伴有一派阳热实证，如息粗声高、面红目赤、便秘尿黄等。

就该患者而言，年高体弱，正气不足，感受风寒，入院后又输入大量液体和抗生素，其神志不清、胡言乱语、目不识人躁扰不宁，但无任何热、实之象，显系阳气虚衰、阴寒内盛、阴盛格阳、心神浮越。治当急救回阳，潜镇安神，由于辨证准确，治疗及时，患者化险为夷，重获生机。

学生：患者手足躁扰不宁提示什么？

老师：手足躁扰属于"烦躁"的范畴，其病机有寒热虚实之不同。

"烦"与"躁"常同时出现，既可见于阳热实证，如《伤寒论》第239条："病人不大便五六日，绕脐痛，烦躁，发作有时者，此有燥屎，故使不大便也。"也可见于阴虚寒证，如《伤寒论》第61条："下之后，复发汗，昼日烦躁不得眠，夜而安静，不渴，无表证，脉沉微，身无大热者，干姜附子汤主之。"

以上2个条文均有"烦躁"一症，"烦"与"躁"虽同时出现，但侧重不同，二者病机迥异，一则属阳热实证，一则为阳虚寒证。

一般而言，烦则热闷之状，烦发于心，为热邪扰心，是自觉症状，多为阳、热、实证，经云"诸躁狂越，皆属于火"者是也，此处之"躁"，乃火热扰心所致的烦躁狂越；手足扰动不宁为躁，躁动于外，是他觉症状，常不自知，多为阴、虚、寒证，如《伤寒论》第298条，"少阴病，四逆恶寒而身蜷，脉不至，不烦而躁者，死"，此为阴寒内盛，格阳于外，阴阳行将离决之险候。

该患者感寒后，又输入大量抗生素和液体，其手足躁扰、胡言乱语、目不识人，为阴盛格阳、虚阳浮越、心神不敛、阴阳行将离决之危候，病情危笃，治疗须当机立断，急救回阳。

学生：患者就诊时如果还有咳黄稠痰，处方是否在温阳的基础上加用清肺化痰之品?

老师:前面我们分析了,患者正气本虚,感受风寒并输入大量抗生素和液体,病情逐渐加重,阴寒内盛、虚阳浮越,已经出现了胡言乱语、目不识人、手足躁扰等危重表现,治当急救回阳。虽有舌红、痰黄,一是痰饮内停久则蕴郁浮热,二者乃阳气虚衰,津不上承所致,其本质仍然是阴盛阳衰。此时决不可滥用寒凉而继续戕伐微弱之阳气。

痰饮是一种阴性物质,既是病理产物,又是致病因素,其产生的根本,是阳气亏虚,失于温煦、推动,是肺、脾、肾气化功能失调。因此,温补阳气、恢复气化,不化痰而痰自消,治本同时也是指标。

学生:老师,温心阳的方子很多,比如《伤寒论》中就有治疗心阳虚心悸的桂枝甘草汤、治疗心阳虚烦躁的桂枝甘草龙骨牡蛎汤、治疗心阳亡脱惊狂的桂枝去芍药加蜀漆牡蛎龙骨救逆汤、治疗心阳虚欲作奔豚的茯苓桂枝甘草大枣汤、治疗奔豚的桂枝加桂汤,这几首方子有什么区别?对于此患者您为何选择桂枝甘草龙骨牡蛎汤?

老师:温补心阳的方子确实很多,但各有其侧重和适应证。

桂枝甘草汤由桂枝、炙甘草二味组成,药简力专,辛甘化阳,治疗心阳虚心悸不安,可谓温补心阳的基础方。

桂枝甘草龙骨牡蛎汤,在桂枝甘草汤基础上加龙骨、牡蛎,《伤寒论》中用于治疗"因烧针烦躁者",即烧针后过汗耗伤心阳,出现心神不能潜敛之烦躁,较之桂枝甘草汤证的心阳虚心悸证为重,治疗上在桂枝、炙甘草基础上加龙骨、牡蛎潜敛神气、镇静安神。

桂枝去芍药加蜀漆牡蛎龙骨救逆汤由桂枝汤去芍药,加蜀漆、龙骨、牡蛎组成。《伤寒论》中用于治疗火劫发汗,汗多亡阳,心神不安,出现惊、狂、卧起不安等症,这里"亡阳"指的是亡心阳。桂枝去芍药加蜀漆牡蛎龙骨救逆汤以桂枝、甘草相配,温通、温振心阳为基础,加蜀漆以祛痰,加龙骨、牡蛎以重镇安神。本方不用白芍,不欲其缓,以急振心阳。

茯苓桂枝甘草大枣汤由桂枝甘草汤加茯苓、大枣组成,原方用于过汗伤心阳、脾阳后,下焦水寒之气欲上犯而出现脐下悸动,欲作奔豚者。方中桂枝、甘草温补心阳，茯苓用至半斤，健脾利水，固堤坝，大枣健脾补中，合奏温补心脾，伐水降冲之功，临床可用于治疗心脾阳虚，寒饮为患者。

桂枝加桂汤，由桂枝汤更加桂枝二两而成，原方用于治疗烧针发汗后又受寒邪，心阳虚弱，水寒之气上冲者，以桂枝汤解肌散寒，调和营卫，重用桂枝温补心阳，平冲降逆。

心主神明，为一身阳气之大主，心阳虚则神失所养；肾主精藏志，为一身阳气之根本，肾阳虚则志失所藏。患者胡言乱语，目不识人，神志不清，提示其不仅心阳虚衰、心神不敛，肾阳也已衰微。治疗急当温补心肾之阳，潜敛心神，故以桂枝甘草龙骨牡蛎汤温补心阳、潜镇安神，合用四逆加人参汤温补脾肾、益气回阳，加山萸肉酸敛收涩、固护阳气。诸药相伍，温补心、脾、肾阳气，药证相应，故使患者阳回神安，化险为夷。

哮喘持续病势急迫，三剂中药喘平哮止

病情介绍

2010 年 11 月某周六下午门诊，大约下午 3 时许，我接到一患者家属电话，诉患者哮喘发作，现正开车送患者去北京某著名三甲医院急诊科就诊。经初步了解病情及与患者家属沟通后，患者家属掉转车头直接开车送患者到门诊找我诊治。

患者王某，61 岁，退休。有哮喘病史近 20 年，近 2 年间断服中药治疗，哮喘多因感寒而时有发作。此次因受寒致哮喘发作，虽经在家自行吸氧、口服和口腔喷支气管解痉药物，病情未能缓解。患者哮喘持续发作已 2 天余（超过 48 小时），病属哮喘持续状态，亦为危急重证。

当时症见：面色黄，痛苦表情，哮喘，动则尤甚，咳嗽，咳白稀痰，全身冷痛，胸满腹胀，心烦，咽痛，口干不欲饮水。舌红胖，苔白腻，脉弦紧。

辨证论治

老师：本病属于中医"哮病"和"喘证"范畴，是临床常见病、多发病。若治疗得当，哮喘可得到有效控制。若治疗不当或治不及时，哮喘不能及时平息，甚或出现哮喘持续状态，则会引起严重后果甚或危及患者生命。

本患者有哮喘病史近 20 年，常因感受寒邪致哮喘发作，提示患者素有痰饮内伏，因外感寒邪，引动内饮，内外合邪而发病。当此之时，痰饮阻滞，气道不畅，痰阻其气，气触其痰，痰气相搏而发病，如《证治汇补·哮病》说："……内有壅塞之气，外有非时之感，膈有胶固之痰，三者相合，闭拒气道，搏击有声，发为哮病。"

患者哮喘发作，究其根本原因乃肺、脾、肾阳气不足所致。阳气不足，失于温化则停痰留饮；阳气不足，卫外不固则易招致外寒侵袭。外寒内饮，内外皆寒，外则可见风寒袭表、卫阳失于温煦而全身冷痛；内则可见肺失宣降、肾不纳气的咳嗽、哮喘，动则尤甚。咳白稀痰、口干不欲饮水为阳虚寒饮不化；胸满腹胀为脾肾阳虚、脏寒生满；舌脉所见也为脾肾阳虚、寒饮内停、内外皆寒之象。

病机：外寒内饮，脾肾阳虚。

治法：辛温解表，温化水饮，温补脾肾。

方药：小青龙汤合理中汤、四逆汤加减。

生麻黄 10g　桂枝 10g　五味子 10g　干姜 15g

细辛 10g　法半夏 10g　苏子 30g　杏仁 10g

苍术 20g　白术 20g　炮附子 20g　山萸肉 50g

肉桂 10g

7 剂，水煎服，日 1 剂。

服药 1 剂，哮喘减轻，3 剂后哮喘平复。

问题解答

学生：本哮喘患者辨证为内外皆寒、脾肾阳虚，如何解释咽痛这一症状呢？

老师：足少阴经脉由肾上贯肝膈，入肺中，循喉咙，夹舌本。《伤寒论》第 283 条云："病人脉阴阳俱紧，反汗出者，亡阳也，此属少阴，法当咽痛而复吐利。"

本患者身体冷痛、哮喘咳白稀痰、动则尤甚、胸满腹胀、脉弦紧，为内外皆寒，脾肾阳虚。虽有咽痛，但疼痛不甚，且伴有一派阴寒内盛之象，其咽痛为少阴阳虚，虚阳循经上扰，郁于咽喉则出现咽痛。

学生：老师，除了咽痛，这名患者的胸满腹胀、心烦、口干是否也是阳虚阴盛所致？

老师：胸为气海、清旷之区，为清阳所聚；脾主大腹，腹为脾之外候。阳主开，阴主闭。脾肾阳虚，无以温煦，阴寒弥漫为满为胀。

阴寒内盛，虚阳上扰则见心烦，如《伤寒论》第282条云："少阴病，欲吐不吐，心烦，但欲寐……"

少阴阳虚无以蒸腾气化，津液不能上承则见口干，其特点是口干不欲饮或喜热饮。

于此可见，以上胸满腹胀、心烦、口干三症，均为阳虚阴盛所致。

学生：小青龙汤、小青龙加石膏汤、射干麻黄汤、泽漆汤或厚朴麻黄汤均是临床治疗咳、喘的有效方剂，其各自主治功效是什么？

老师：小青龙汤主治外寒内饮证。如《伤寒论》条文云"伤寒表不解，心下有水气，干呕，发热而咳，或渴，或利，或噎，或小便不利，少腹满，或喘者，小青龙汤主之""伤寒，心下有水气，咳而微喘，发热不渴……小青龙汤主之"。症见发热、恶寒，无汗，咳喘，咳吐白色泡沫稀痰，脉浮紧等，为外寒引动内饮，内外合邪，水寒射肺，肺失宣降所致，用小青龙汤外散风寒，内化水饮。

小青龙加石膏汤解表化饮，兼清郁热，主治表寒里饮化热之证，症见咳而上气、烦躁而喘、脉浮等症。如《金匮要略·肺痿肺痈咳嗽上气病脉证治》云："肺胀，咳而上气，烦躁而喘，脉浮者，心下有水，小青龙加石膏汤主之。"本方与小青龙汤适应证大同小异，均为表寒里饮证，小青龙汤为外寒里饮，内外皆寒，本方则为外寒里饮，水饮化热，故加石膏以清解里热。

射干麻黄汤和小青龙汤同属解表化饮的方剂。射干麻黄汤主治"咳而上气，喉中水鸡声……"之寒饮郁肺证。外寒内饮，内外相引，搏击于肺，则咳逆上气，喉中痰鸣。治以宣肺散寒，止咳化痰。本方是在小青龙汤基础上减桂枝、白芍、甘草，加入祛痰利肺，止咳平喘之射干、款冬花、紫菀等药。小青龙汤治表为主，解表散寒之力大，射干麻黄汤则治里为主，下气平喘之功强。

泽漆汤主要治疗水饮内停的咳嗽病症。因为泽漆具有较强的利水消肿、止咳化痰功效，且泽漆在方中用量较大，故泽漆汤对于咳嗽气逆伴有水肿之证效果较佳。

厚朴麻黄汤出自《金匮要略·肺痿肺痈咳嗽上气病脉证治》："咳而脉浮者，厚朴麻黄汤主之。"该方为小青龙加石膏汤的变剂，以厚朴、杏仁、小麦易桂枝、芍药、甘草，具有宣肺止咳，化饮清热之功，主治咳嗽喘逆、胸满烦躁、脉浮等症。

学生：老师，后世有医家认为小青龙汤有"拔肾气，动冲气"之弊端，在服用小青龙汤时是否需要固护肾气？

老师：小青龙汤是一首经典名方，主治外感风寒、内有水饮的外寒内饮证，用之得当，取效甚速。

小青龙汤有散寒化饮功效。其温散力量较大，有发越阳气，引动冲气，即"拔肾气，动冲气"之弊。因此对久患哮喘、肾元亏损、真阳不足患者在用小青龙汤治疗时则需固护肾元，扶助正气。

就本患者而言，哮喘病史近20年，常因感寒而诱发或加重，平素喜食温热，肢冷畏寒，为脾肾阳虚、肾元亏损。正因其真阳不足、卫外不固才招致风寒之邪侵袭，而风寒引动水饮，内外合邪导致哮喘发作，用小青龙汤散寒化饮同时，还需温补脾肾，固护肾元，如苍术、白术、附子、山萸肉等。既能避免出现"拔肾气，动冲气"之弊端，又能驱除外寒、蠲化水饮，内外兼顾、扶正祛邪，故哮喘得以迅速缓解。

学生：老师，附子和半夏是"十八反、十九畏"之药，二者合用有何注意事项？

老师：附子与半夏均首载于《神农本草经》。附子具有峻补元阳、回阳救逆、温中止痛、散寒除湿之功。《本草求真》称其"为补先天命门真火第一要药"。张元素称其"为诸经引用之药"。半夏能够豁痰逐饮，消痞散结，降浊止呕，降气平喘，具温化痰饮水邪之效。

所谓"十八反、十九畏"，这种说法是后世医家提出来的。在张仲景的时代没有"十八反、十九畏"这种说法，如张仲景《金匮要略》附子粳米汤，半夏配附子，散脏腑、经络、表里、上下的痰饮停滞，使阴寒得散，脾肾得温，水湿得化，痰饮得消，则阳虚痰浊瘀呕诸症自除。

临床中附子和半夏常常配合应用，但应把握好以下三点：

首先，把握病机。辨证准确是选方用药的前提。附子配半夏，当用则用，用的前提是要辨证准确。其实，临证中除了"十八反、十九畏"的药物外，我们选择任何药物时都是要以辨证准确为前提。如果辨证不准确，治疗的方向出现错误，用药后导致病情加重或出现严重的不良反应，这些药岂不都成了殒命的"毒药"？

其次，附子应用时从小剂量开始，无论是否与半夏同用，都应从小剂量开始，并根据病情需要逐渐增减其用量。

最后，在临证中不断地提高辨证论治的水平，逐渐积累选方用药经验，例如十枣汤的应用、细辛的应用以及所谓"十八反、十九畏"药物的使用等，都应在辨证准确、熟谙药性和经验积累的基础上恰当运用之。

呼吸困难神志不清，寻常方药见证奇效

病情介绍

2021 年 3 月 13 日，浙江一位危重患者亲属辗转通过医院工作人员联系到我，请我诊疗。因病情危重，加之新冠疫情，患者无法赴京面诊，其家属通过电话、微信向我转述病情。

患者有哮喘病史 10 年，2 个月前因呼吸困难入当地医科大学附属医院治疗。入院诊断：肺炎克雷伯菌感染、败血症、肺部感染、泌尿道感染、肠道感染、血管导管相关性感染、呼吸衰竭、危重病相关性肌病、运动神经元病、帕金森病。

入院后患者神志不清，呼吸困难，发热，多部位感染，血象高，并出现上肢静脉血栓。予以呼吸机辅助呼吸，先后应用多种抗生素、抗真菌药物等抗感染以及营养神经、化痰、抗凝溶栓、营养支持等治疗，虽发热已退，但其他症状无明显缓解，6 天前医院动员患者出院回家。

家属转诉病情及微信视频显示：患者神志不清，不能语言，咳喘喘息，痰多黏稠，不易咳出，胸闷，肢体、口唇抖动，不能自主呼吸，气管插管，呼吸机辅助呼吸，舌脉未诊。

辨证论治

老师：该患者是我远程治疗的一个病例，我谈谈辨证思路。

患者为老年女性，多种疾病集于一身，神志不清，不能自主呼吸，气管插管，呼吸机辅助呼吸，病情复杂、重笃。

患者有哮喘病史，且有多脏器、多部位感染，在西医治疗过程中输入大量液体和抗生素。以常理而论，患者年逾七旬，脏腑功能减退，正气不足，输入的大量抗生素和液体均属寒性物质，最易损伤阳气，患者应当出现一派阳虚阴寒之证。

患者病情是否为阳虚阴寒之证呢？

由于远程诊疗无法诊脉，患者神志不清，无法回答问题，只能通过询问患者家属来寻找患者的阴寒征象，如患者饮食之寒热喜恶、腰膝是否畏寒怕冷等情况，经反复询问可知，患者饮食无明显寒热嗜好，也无明显的腰膝畏寒怕冷等症状，也就是说患者阴寒之象并不明显。

患者临床主要表现：咳喘、痰多黏稠、胸闷、不能自主呼吸，其病机可概括为：痰热内蕴、肺气郁闭、胸阳不振。

痰热内蕴，肺失宣降，则咳喘、痰多黏稠；肺气郁闭、胸阳不振则胸闷、呼吸困难；痰热阻闭，心神被蒙则神志不清、不能语言，舌红，苔白为痰热水湿之象。

至于肢体、口唇抖动，西医诊为危重病相关性肌病、运动神经元病、帕金森病，从中医角度分析，亦与痰热阻闭、肺气失宣、肢体经脉不利有关。

病机：痰热阻闭，胸阳不振。

治法：清热化痰，宣肺开闭，温振胸阳。

处方：

生麻黄 9g	生石膏 30g	桂枝 12g	云苓 24g
党参 10g	浙贝母 20g	泽兰 20g	葶苈子 10g
五味子 10g	薤白 20g	厚朴 9g	生姜 15g

3 剂，日 1 剂，鼻饲（每次 80～100 毫升，每日 3～5 次）。

二诊：患者精神好转，肢体乏力，仍有胸闷，咳喘稍减，痰量减少，大便通畅。

虑其温利、温通之药伤阴，酌加麦冬以养阴：

生麻黄 6g	生石膏 24g	桂枝 10g	云苓 24g
党参 12g	浙贝母 20g	泽兰 20g	陈皮 10g

葶苈子 10g　薤白 20g　　厚朴 10g　川芎 10g

麦冬 10g

3 剂，服法同上。

三诊（2021 年 3 月 31 日）：精神好转，能坐起，小便略浑浊。

增养阴之药，加分利消浊之品：

生麻黄 7g　生石膏 24g　桂枝 9g　　云苓 30g

党参 15g　　滑石块 30g　浙贝母 20g　麦冬 10g

萆薢 15g　　陈皮 15g　　薤白 20g　　五味子 10g

3 剂，服法同上。

四诊（2021 年 4 月 12 日）：精神好转，已脱离呼吸机，恢复自主呼吸，痰少，手较前有力，可少量自主进食，自主排便。（家属发来视频可见，患者端坐沙发，已无咳喘和肢体、口唇抖动，神情自如）。

以益气养阴、清化痰热之品巩固：

党参 20g　　生麻黄 6g　生石膏 24g　麦冬 12g

五味子 12g　生麦芽 20g　炒白术 20g　炙甘草 9g

萆薢 15g　　炒山药 20g　浙贝母 15g　肉桂 6g

3 剂，服法同上。

遗憾的是，2021 年端午节患者因食粽子致病情复发，经抢救无效而病故。

💡 问题解答

学生：老师，此患者虽然没有明显的阴寒的表现，但她有哮喘病史，入院时多部位感染，用了多种、大量抗生素，也输入大量液体，按常理分析，患者当出现阳虚寒盛之象，为何您治疗中未用大剂温阳之品？

老师：问病史、治疗史是我们辨证的重要参考，但这些资料不能直接用来辨证，不能先入为主，仅据病史就下诊断。因为同一病邪作用于人体后受体质等各种因素影响，表现出的病症也是各不相同的。

患者的病史、治疗史等信息是临床重要参考，但更重要的是对患者的临床表现如舌、脉、症等四诊合参，并据此全面分析，综合概括，从而确定病机，选方用药。

就该患者而言，年高体弱，多种慢性器质性疾病集于一身，西医治疗过程中使用了多种抗生素，这些信息确实指向阳气受损、阴寒偏盛之证，但这些信息并不是诊断的主要依据和证据，而咳、喘、痰多黏稠，不易咳出，胸闷等痰热阻滞、肺气郁闭则为其主要病机，因此，有是症而用是药，治疗当以清热化痰、宣肺开闭为主。

学生：**老师，您说此患者痰热阻滞为主，治疗上应清热化痰为主，为何您一诊时又用了一些温阳、温化的药物？**

老师：从四诊收集的资料来看，患者当时以痰热实邪阻滞、气机郁闭为主，但同时又有咳喘、胸闷、不能自主呼吸等肺气不足、胸阳不振的虚象，可谓寒热虚实错杂，而以痰热阻滞为主。治疗上在清热化痰的同时，也要兼顾其他病机。

痰饮属阴邪，重浊黏滞，缠绵难愈，易阻滞气机，其形成根源于肺、脾、肾阳气不足，气化失司，体内水液失于正常运化、输布、排泄，停聚而成痰饮，而痰饮停聚常可郁而化热。痰热内蕴，如油入面，缠绵难愈，热易清而痰饮难以尽除。

仲景谓："病痰饮者，当以温药和之。"欲根除痰饮，还需温补阳气，助脏腑恢复气化。

一诊时针对患者痰热阻滞，阳气不振的病机，寒热同用，温化并举。

方中麻黄、石膏加浙贝母、泽兰、葶苈子清热化痰，宣肃肺气，用量较大，辅以苓、桂健脾温阳利水，生姜温肺辛散化饮，薤白温通、温振胸中之阳，党参益气。清热化痰、温阳益气并用，扶正、祛邪并施，使气化得复，痰去热清。

学生：**患者经过您的治疗，病情稳定，脱离了呼吸机，逐渐好转，为何后来只是因为食用了粽子就导致病情复发，恶化，甚至病故？瘥后调护在临床中是否很重要？**

老师：大病之后因正气尚虚弱，气血未能完全恢复，一定要注意调护，节饮食、慎起居、调情志。饮食不节、劳累过度、情志过激都容易导致疾病复发、恶化。大病瘥后，因调护不当导致疾病复发，主要包括劳复、食复等。

劳复主要指大病后过早劳作，如过早、过量从事体力、脑力活动及房劳过度等，超过身体承受能力，导致疾病复发或加重。

食复指饮食调护不慎导致疾病复发或加重。疾病初愈时，患者的脾胃之气尚虚弱，受纳、运化乏力，此时若强进饮食，食量过多，或食物难消化，超出其消化能力，则不仅不利于疾病恢复，而且易损伤本来就虚弱的脾胃之气，使运化失司，阻滞中焦气机，阻碍脏腑气化，或者使邪气留恋，从而使疾病复发、加重。因此，疾病初愈的患者要根据其脾胃之气恢复的情况适时、合理进食，适当少食，饮食宜清淡、易消化、营养丰富。

张仲景非常重视病后的调护，在《伤寒论》中专门设"辨阴阳易瘥后劳复病脉证并治"一篇，讲述疾病初愈后，因调护不慎引起疾病复发的情形及治法方药，对患者的病后调护、康复具有重要指导意义，可谓开创了后世中医康复医学的先河。

张仲景在一些方药后花大量笔墨详述调护之法，如第 12 条方后注，不仅详尽阐述了桂枝汤的煎服法，而且明列饮食调护、禁忌："服已须臾，啜热稀粥一升余，以助药力。""禁生冷、黏滑、肉面、五辛、酒酪、臭恶等物。"外感病的饮食调护尚且如此重要，遑论大病新愈，正气衰弱时的调养。

该患者进食粽子后病情恶化也是典型的食复，粽子主要由糯米制成，黏腻难以消化，易恋邪，而患者病情尚未痊愈，加之年高体衰，脾胃功能本就衰弱，运化无力，粽子进入脾胃后无力消化传送，填塞、阻滞中焦，中焦升降失司，脏腑气化紊乱，终致病情迅速恶化，甚至因此病故。

该患者经治疗病情已稳定，明显好转，因为饮食不节而使病情恶化，最终出现这样的结局，非常令人惋惜，同时也说明病后饮食、起居调护的重要性，当引以为戒。

学生：老师，此患者有痰浊之邪，二诊之后您的处方中却增加了养阴之品，是出于什么考虑？

老师：患者痰多，但痰黏，无力咳出，为何会出现这个现象？

一方面，患者除痰浊外同时还有热邪，热邪日久，不断煎熬、消烁痰液，致痰液黏稠难咳。

另一方面，患者年高久病，正气亏虚，既有喘、胸闷、不能自主呼吸、无力咳痰等肺气不足、胸阳不振的表现；同时痰黏稠难以咳出，也有阴液亏虚病机存在。

因患者有肺气不足、胸阳不振的表现，以温化、温通之药从根本上恢复脏腑气化、蠲化痰饮；适量加入养阴之品，一者稀释痰涎，使其易于排出，二者补充已伤之津液，有利于患者津液恢复。如此，在清化痰热、开肺宣闭的同时，温振阳气，滋阴养液，祛邪扶正，虚实兼顾，祛邪不伤正，扶正不恋邪。

昏迷呃逆大便失禁，中药一剂神识清醒

病情介绍

2020 年 5 月 11 日，正值新冠疫情肆虐，本人受朋友之邀，前往北京某医院急诊科诊疗患者。

患者杨某，男性，84 岁。于 2020 年 5 月 1 日因胆囊炎发作出现发热，自行口服消炎利胆片和抗生素效果不明显，遂入住该院急诊科治疗。西医给予左氧氟沙星、泰能、头孢他啶等抗生素抗炎治疗近一周后，发热消退，但患者逐渐出现神志不清、意识模糊、呼之不应。

西医诊断：胆囊结石伴胆囊炎、感染性休克、急性冠脉综合征、心衰、继发性癫痫、急性肾损伤。给予吸氧、气管插管、呼吸机辅助呼吸、抗感染、控制血压、抗癫痫、改善心脏功能（用药不详）等治疗，但病情改善不明显，遂请中医诊治。

患者处于昏迷状态，神识不清，呼之不应（拍打面颊及额头无反应），呃逆频频，大便失禁（每日大便十余次，顺肛门流），压舌板撬开口腔可见舌淡红，有齿痕，苔白腻；诊其脉寸滑缓大，关、尺弱，结代。

既往有高血压、房颤、心衰病史 20 余年，胆囊炎伴胆囊结石病史 30 余年，脑出血（偏瘫 11 年）。

辨证论治

老师：患者原有高血压、房颤、心衰、胆囊炎伴胆结石及脑出血（偏瘫）等多种基础疾病，因胆囊炎复发而住医院急诊科治疗，经抗生素治疗虽发热消退，但出现神志不清、意识模糊、呼之不应的症状，被西医诊断为胆囊结石伴胆囊炎、感染性休克、急性冠脉综合征、心衰、继发性癫痫、急性肾损伤等。

神志昏迷、意识不清、呼之不应是当下患者的主要病症，也是患者家属急切要解决的主要诉求。

从大的方面而言，正虚邪实均可导致昏迷。属邪实者，如热入心包、痰浊上蒙、瘀阻心窍、气郁致厥等，总属浊邪害清，神明不用；属正虚者，又有阴阳气血不足之别。阳气虚衰、精不养神；阴血大伤、血不上达，均能导致神识不清、神明不用。

治疗上，属邪实阻闭清窍者，清热涤浊，理气活血，开窍醒神；属正虚所致昏迷者，若阳气不足者温复阳气，阳气恢复自能精则养神、心主清明；属阴血亏损者滋补阴血，阴血充足则心神得养、神明可用。

本例患者神志昏迷，大便失禁（顺肛门流），呃逆频繁，特点是便次愈多则呃逆愈甚。《伤寒论》第297条云"少阴病，下利止而头眩，时时自冒者，死"，为阴竭无物可下而利止，阳气无所依附而亡于上；本患者则为阴液下竭而大便失禁，阳气上脱则呃逆频繁，二者临床表现虽不尽相同，但其共同病机均为脾肾阳虚，阳不固阴，阴竭于下，阳脱于上，阴阳有离决之险。治以温补脾肾，回阳固脱、降逆止呃。

病机：脾肾阳虚，阳不固阴，阴竭于下，阴脱于上。

治法：温补脾肾，回阳固脱，降逆止呃。

处方：

党参15g　　旋覆花15g（包）　生赭石20g^{（先煎）}

法半夏20g　炙甘草9g　　　茯苓20g　紫石英60g^{（先煎）}

陈皮15g　　炒山药20g　　　生姜6片　大枣3枚

3剂，日1剂，附子理中丸5丸，掰碎与上药同煎，煎取300mL，每次100mL，鼻饲每隔3小时1次。

上方灌服1剂后，患者大便次数和呃逆明显减少，眼睛已能睁开，意识较前清楚，眼球转动灵活。以上方加减服药近10剂，患者神志清楚，意识恢复，后出院居家康复。

🔍 问题解答

学生：旋覆代赭汤所主之证为胃虚气逆痰阻，但本患者导致呃逆的主要病机为脾肾阳衰、阳不固阴，阴竭于下，阳脱于上，是否可以理解旋覆代赭汤为治标之剂，可以不用旋覆代赭汤吗？

老师：本患者神志昏迷，呼之不应，乃脾肾阳衰，精不养神，神明失用所致。因脾肾阳衰，阳不固阴，阴竭于下，可见大便失禁（顺肛门流），阳脱于上，则呃逆频繁，且便次愈多则呃逆愈甚。阴竭阳脱，阴阳有离决之虞，患者随时有生命危险。

治病必求其本，脾肾阳虚，阳不固阴，阴竭阳脱是患者病机之本，因此，温补脾肾，回阳固阴即是治本。阳气恢复，自能固摄阴液；阴不下泄，大便失禁可愈；阳不上脱，频繁呃逆得止，阳回阴固，神明得养，患者重现生机。

旋覆代赭汤具有镇肝和胃、降逆化痰之效，在本案中为治标之剂，即使不用也没有问题。

学生：为什么用附子理中丸和汤剂同煎，而不直接在汤药里添加四逆汤和理中汤？为何使用5丸，这个剂量是如何确定的？

老师：用附子理中丸与旋覆代赭汤同煎者，一者半夏与附子为所谓的十八反之禁，二者如用汤剂，附子用量会超过药典规定之量，基于上述原因，恐药店（或医院）难以为患者调配所需药物，影响和延误抢救患者。因此，让患者家属分别购买旋覆代赭汤草药和附子理中丸，其中附子理中丸掰碎与旋覆代赭汤同煎，鼻饲服用。

附子理中丸为四逆汤（或四逆加人参汤）与理中汤相合而成，具有温补脾肾、回阳固脱救逆之功。临床上，本人常用此药治疗阳虚感冒（加生姜、葱白同煎）、阳虚腹痛、吐泻，寒凝胞宫之痛经等，还多次用于抢救阳气虚衰、阴寒内盛所致的危急重症。

如有母女两人夏日去东北旅游，因漂流受凉，母女俩同时出现上吐下泻，伴腹痛，水食不入，不仅无法继续旅游，连坐飞机返程都很困难，幸好我嘱咐这位朋友在旅游时备有附子理中丸，经不停含服附子理中丸近 2 个小时，每人服用附子理中丸各 5 粒，吐泻、腹痛缓解，后坐飞机返回北京。

再如 2021 年 1 月抢救一例 91 岁昏迷老人，当时症见患者昏迷不醒，面色嫩红，脉搏浮数，辨为真寒假热、阴盛格阳，治以温补脾肾，破阴回阳救逆，以附子理中丸每次 4 粒为 1 剂，掰碎煎汤灌服两次，不到 1 天半时间内，共服药 5 次后，患者神志转清，至今健在。

又如同年 3 月，一位 97 岁老人患下肢疼痛，入夜加重，寝卧不安，纳食不入，服止痛药不效，外敷进口止痛膏药过敏，正值新冠疫情，患者子女焦急万分而求助于我，根据患者下肢疼痛，畏寒，入夜加重，气逆上冲，伴两胁疼痛，胸满（冠心病 30 余年）等，辨证为脾肾阳虚，胸阳痹阻，阴寒气逆。如《金匮要略·胸痹心痛短气病脉证治》云"胸痹，心中痞气，气结在胸，胸满，胁下逆抢心，枳实薤白桂枝汤主之，人参汤亦主之"及《金匮要略·腹满寒疝宿食病脉证治》之"趺阳脉微弦，法当腹满……两胠疼痛，此虚寒从下上也，当以温药服之"，治以枳实薤白桂枝汤通阳宣痹、下气降逆、附子理中丸 5 粒温中健脾、扶助肾阳，掰碎与上药同煎，服药 3 剂后，疼痛不作而病情缓解。

关于附子理中丸的剂量问题，据本人临床体会，一般治疗阳虚感冒、腹痛、吐泻、寒凝胞宫之痛经，每次用量多在 2 至 3 丸；若阳气虚衰、阴寒内盛之重症，附子理中丸每剂用量为 5 粒或 5 粒以上，或可连续用药，1 日内服用 2 至 3 剂。

危急重症，因病情危急，救治刻不容缓，此时用汤剂力量更大、效果更佳。但恐其配药、煎药缓不济急；更担心附子用量超过药典规定，药房或医院配药不齐而贻误病情。因此，由汤剂变丸剂，附子理中丸药煎煮（可与他药配伍同煎），用量根据病情轻重以为进退，且便于携带和服用，不仅可治疗阳虚感冒、腹痛、腹泻及寒凝胞宫之痛经等病症，也可用于救治阳气虚衰、阴寒内盛所导致的危急重症，只要临床辨证准确，常可获得较好疗效。

中风出血昏不识人，遣方用药化险为夷

病情介绍

2021 年 4 月，经人介绍，我在网上视频诊治一位脑出血昏迷患者。患者女性，67 岁。有高血压、糖尿病史 20 余年。

2021 年 1 月 18 日，患者以头晕、恶心、呕吐伴意识障碍入住当地医院重症医学科。入院后西医诊断：①脑出血破入脑室。②肺部感染。③低蛋白血症。④高血压病、极高危型。⑤陈旧性脑梗死。⑥脂肪肝。

入院后，请急诊外科会诊并行双侧脑室钻孔外引流术 + 血肿腔钻孔外引流，手术室全麻行气管切开术。

西医治疗：吸氧、控制血压、血糖，抗感染，雾化吸痰，呼吸机辅助呼吸等。经西医治疗，患者昏迷程度较前变浅，偶可睁眼，但仍神识不清，呼之不应。

视频可见：患者仍处于昏迷状态，陪护家属诉痰涎较多，色黄、黏稠不易排出，需靠雾化、吸痰方能排出痰涎，无法察舌诊脉。

辨证论治

患者素有高血压、陈旧性脑梗死，因头晕、恶心、呕吐伴意识障碍入院并被西医诊断为脑出血，行双侧脑室钻孔外引流术 + 血肿腔钻孔外引流及气管切开术等治疗措施后，患者生命体征尚较稳定，但仍然处于昏迷状态。

受视频所限，无法察舌诊脉。询问家属得知，患者平素有高血压，除日常服用降压药外，身体并无其他不适，能独立承担家务和一些农活，闲暇时经常去附近的寺庙散步锻炼。

目前，患者除昏迷、痰涎较多黏稠、色黄不易排出外，余无其他症状和体征可供参考。此时，痰涎较多黏稠、色黄不易排出就成为中医辨证的重要线索和着眼点。

中医认为，痰饮浊邪既是脏腑功能失常、水液代谢障碍所导致的病理产物，同时又作为新的致病因素，进一步戕害脏腑，酿生百病。

痰饮为患，最易蒙蔽清窍，扰乱神明，可见惊悸不宁、失眠多梦、痴呆、癫痫、甚或神识不清、不省人事等神志失常的病症。

本患者即是痰浊壅肺，郁而化热，从而导致痰热蒙心蔽窍，神明不用。

病机：痰热壅肺，蒙心蔽窍。

治法：清热化痰，开窍醒神。

处方：

全瓜蒌 20g　生石膏 30g　茯苓 20g　黄芩 12g

炒白术 20g　鱼腥草 20g　陈皮 15g　石菖蒲 20g

远志 20g　　浙贝母 20g

3 剂，每剂煎出药液 300mL 左右，每次鼻饲 100mL，每日 3 次，日 1 剂。

二诊：服药 3 剂，神志较前转清，清醒时可与家人简单交流。上方酌加益气养阴之品。

处方：

生石膏 40g　浙贝母 24g　远志 20g　　麦冬 10g

茯苓 15g　　炒白术 20g　全瓜蒌 20g　鱼腥草 20g

党参 15g　　石菖蒲 20g

3 剂，服法同上。

三诊：神志基本恢复正常。以上方化裁共服药近 20 剂，患者神志完全恢复正常，再次视频时，患者已拔除呼吸机和胃管，端坐沙发，神情自若，与常人无异。

💡 问题解答

学生：老师救治危急重症多用药性峻烈之品，如用大剂量四逆汤回阳救逆治疗昏迷、休克、心梗、脑梗，或用十枣汤峻逐水饮治疗胆管癌腹水、肺癌胸腔积液等。而本患者因脑出血导致昏迷 3 个月，病情危急重笃，随时有生命危险，而您却用看似很平常的清化痰热之品治疗，服药数剂后，患者由昏迷转为清醒，并且拔除了呼吸机和胃管，挽救了患者的生命，这是为什么呢？

老师：导致急危重症的原因很多，中医病机错综复杂，寒热错杂、虚实并见、表里同病、真假混淆是其主要特点。

如阳虚阴盛者，方用四逆大剂温阳、峻逐阴寒；水邪壅盛者，药用十枣汤峻烈攻逐、荡涤水邪；寒热错杂者，寒热并用、清热温阳；虚实兼见者，虚实同调、补虚泻实；表里同病者，表里并治、解表和里。

在我救治的急危重症中，既有用大辛、大热之通脉四逆汤，回阳破阴以治疗阳衰阴盛之休克、昏迷、脑梗、心梗者，有用峻逐水饮之十枣汤治疗水邪壅盛之胸腔积液、腹水者，也有用桂枝加大黄汤、大柴胡汤、柴胡桂枝干姜汤等合方治疗癌症腹痛持续不缓解者；有用桂枝汤、麻黄汤治疗外感高热不退者；有用生姜、大枣（小桂枝汤）等寻常之品治疗百岁癌症老人肢体持续抽搐不止者等。

总之，救治急危重症如中医治疗临床常见病、慢性病一样，有是证而用是药，根据病情需要，一切以患者病机作为辨证、选方、用药的依据。

如本案昏迷患者，西医诊断为脑出血，中医则不能被西医诊断束缚思维，通过中医思维详辨病机、确定病位，并针对痰热壅肺，蒙心闭窍的病机，清化痰热，开窍醒神。因方证相应、药证合拍，所用方药虽寻常无奇，患者却化险为夷，重获生机。

学生：本例患者昏迷，参考西医脑出血的诊断，中医治疗似乎应以活血化瘀为主，您却治以清热化痰，服药近 20 剂，患者昏迷苏醒，神志完全恢复正常，疗效显著，出人意外，请谈谈您的治疗思路。

老师：本患者神志昏迷 3 个月，西医诊断为脑出血，如果囿于西医脑出血的诊断，中医治疗似应从血分论治，而脑出血后瘀血痹阻脑窍，脑神失养确实可导致患者神志昏迷，治当活血化瘀、开窍醒神。

中医和西医是两种完全不同的诊疗体系，西医诊治疾病是以各种理化检查为主要依据。而中医辨治疾病，则是运用望、闻、问、切四诊获取病情资料，并对四诊所获得的病情资料进行分析、总结，从而概括证候，确定病机，并针对病机给予恰当治疗。

就本例昏迷患者而言，西医虽诊断为脑出血，但其临床突出症状为痰涎较多，色黄、黏稠不易排出，需雾化、吸痰方能排出痰涎，此显系痰热为患。痰热壅肺，既可见痰多色黄，黏稠难出；也可因痰热阻滞、蒙心闭窍导致昏迷。此时治疗，绝不能囿于西医脑出血的诊断而轻率采用活血化瘀之品，而应针对痰热阻闭的中医病机，清化痰热，开窍醒神，而痰热蠲除则神志清醒，危重病情化险为夷，患者度过难关而重获生机。

学生：患者为外地住院患者，昏迷 3 个月，又值疫情期间，无法面诊，仅凭微信视频，无法运用中医四诊详细诊察病情，但患者病情急重，作为医生，又要想办法救治患者，此时，如何进行辨证呢？

老师：望、闻、问、切是中医收集患者病情资料的唯一手段。通过对望、闻、问、切四诊所收集到的病情资料进行综合分析和研究，辨明病因、病位、病性、病势、正邪关系，确定疾病症候和主要病机，并在此基础上确立治则、治法、选方、用药。

本患者远在外地，又值 2021 年疫情封控管理期间，无法运用四诊详细诊察病情，但患者神志昏迷，病情危重，救治刻不容缓。面对此种情况，如何诊察病情和辨证呢？

一是通过详细询问患者家属，了解患者平素饮食起居、寒热喜恶等，如患者平素是否有饮食寒凉、是否有夜尿便溏、是否腰腿怕冷无力、是否有出汗异常、是否有怕冷发热等，为辨证寻找有参考价值的疾病线索。

再者，以患者当前主要临床症状为切入点，深入分析，整体把握，重点突破，为辨证提供依据。

通过详细询问患者家属可知，患者平素患高血压，除日常服用降压药外，饮食、二便、睡眠及寒热喜恶并无明显不适，这就排除了患者虚寒之证的可能。

除昏迷外，患者唯一突出的症状就是"痰多黏稠色黄，不易排出"，其病机为痰与热结，而痰热互结、痰热壅盛与神志昏迷密切相关。痰湿内蕴，热灼津液；痰热壅肺，气道不利，则痰多色黄，不易排出；痰热上壅，蒙心闭窍，则神识昏蒙。

辨证需要紧紧抓住患者"痰热"这一最为突出和最有价值的证象，治疗需要紧扣痰热壅盛这一主线，清化痰热，痰热蠲除则窍开神清，昏迷自醒。

学生：**患者经鼻饲清化痰热、开窍醒神中药 3 剂后，神志较前清醒，有时可与家人简单交流，二诊时，您为什么在一诊处方基础上加入了益气健脾、养阴生津等扶正药物？您不担心益气药物有助热之弊，养阴之品有增痰之患吗？**

老师：患者因脑出血昏迷近 3 个月，其主要病机为痰热蕴肺，阻闭脑窍，蒙蔽心神，给予清热化痰，开窍醒神 3 剂后，患者神志较前清楚，清醒时可与家人简单交流。治疗初见成效。治当守法守方，击鼓再进。

二诊之所以在上方基础上增用益气健脾、养阴生津之药，主要是基于以下考虑：

其一，痰热壅盛、蒙心闭窍虽是患者目前导致昏迷的主要病机，但患者年近七旬，脑出血昏迷已 3 个月，其间经历了开颅手术、气管切开、呼吸机辅助呼吸，长期使用抗生素等，正气有不同程度损伤，治当在蠲化痰热、祛除邪气的同时，扶助正气，益气健脾、养阴生津，邪祛而正气不伤，正气恢复则更有利于祛邪。

其二，益气健脾，釜底抽薪，则可杜绝痰涎浊邪酿生之源。

另外，痰浊久郁，热邪由生，痰热蕴结，日久必灼伤阴液，而阴伤更助其痰热，致使痰热胶结难解、黏着不易清除。因此，及时加入养阴生津的药物，补充阴津，"稀释"痰浊，裨痰热不再胶结，易于清化排出。

总之，二诊处方以清化痰热、开窍醒神为主，辅以益气健脾、养阴生津，有是证而用是药，祛邪扶正兼顾，方证相应，药证合拍，用之可收蠲化痰热、开窍醒神之效，而无增热助痰之弊。

姐妹救母情比金坚，真爱陪伴抗击病魔

病情介绍

2023 年 4 月 21 日应同事之邀诊治一例昏迷患者。

患者 2023 年 1 月 2 日出现发热，体温高达 39℃，伴有咳嗽，咳痰，次日就诊于当地医院，查新冠病毒核酸阳性，考虑新冠病毒感染，给予口服阿兹夫定、解热镇痛药物治疗，次日热退。

2023 年 1 月 4 日患者无明显诱因下出现精神行为异常，言语增多，莫名欣快、但无记忆力减退、言语不利等认知障碍等症状。

2023 年 1 月 6 日精神行为症状进一步加重，表现为亢奋、不能入睡、胡言乱语，伴有记忆力减退，忘记刚说过的话，言语表达困难，逐渐加重至单字或单词发音障碍，不能表达，使用手机打字困难，并伴有急躁，无肢体活动不利。

再次入当地医科大学附属医院，考虑新冠病毒相关脑炎可能性大。予以人免疫球蛋白和地塞米松治疗，患者精神行为异常稍有好转。

2023 年 1 月 16 日突发右侧肢体抽搐，伴有意识障碍，持续约 25 分钟，无缓解，无舌体咬伤，经抗癫痫治疗，患者病情一直无明显缓解，当地医院建议转院。

2023 年 2 月 7 日两位女儿带着母亲转至北京某三甲医院神经内科 ICU 病房。

昏迷四月不识人，一朝苏醒见生机

4 月 21 日我走进 ICU，主管医生介绍，患者在药物强力镇静状态下，虽无右侧肢体抽搐，但脑电波监测仍有频繁的癫痫样放电。

辨证论治

患者神志昏迷，无法问诊，家属能提供的信息很少，仅能以所收集到的非常有限的病情资料进行辨证。

诊察所见：患者形盛体胖，头面肢体肿胀，脉滑而数。此乃痰湿、水饮潴留之象。痰湿、水饮既是体内脏腑功能失调所产生的病理产物，同时痰湿、水饮作为新的致病因素又可戕害机体、进一步导致脏腑功能失调，加重病情。如痰湿、水饮也可作为致病媒介，上蒙清窍，影响元神，肝风内动，导致癫痫持续发作。

诊断：①厥证。②癫痫。③水肿。

病机：痰热壅肺、脾虚水停、肾失气化、水饮潴留。

治法：宣肺清热，温阳利水。

处方：麻黄汤，麻杏甘石汤、苓桂术甘汤、真武汤加减。

生麻黄 15g　桂枝 30g　炒杏仁 10g　生石膏 45g^{（先煎）}

茯苓 45g　　泽泻 30g　葶苈子 15g　厚朴 20g

炒白术 15g　猪苓 24g　干姜 15g　　炮附子 20g^{（先煎）}

生姜 5 片

5 剂，水煎服，上方浸泡 1 ～ 2 个小时，大火烧开，小火煎 45 分钟，煎出药汁 400mL 左右，每天分 3 ～ 4 次鼻饲，日 1 剂。

服上方 5 剂药后，患者仍然昏迷，癫痫发作未见减少。

二诊，4 月 27 日，我再次进入 ICU，仔细诊察患者，希望找到有价值的致病线索。

望诊和触诊发现：患者虽然全身水肿，但下肢两条腿颜色、温度、软硬及水肿程度均不一致（患者有糖尿病病史伴下肢深静脉血栓形成），考虑患者除水饮外，尚有瘀血，是为水瘀互结、脉道不利，治疗以通为用，蠲利水饮，活血通瘀，方以桃核承气汤、抵当汤加减。

处方：

桂枝 20g　桃仁 15g　　水蛭 10g　　酒大黄 12g

泽兰 24g　怀牛膝 30g　炙甘草 9g　芒硝 9g（后下）

炮附子 30g^{（先煎）}

5 剂，煎服法同上。

服上方 5 剂后，患者仍然昏迷，癫痫无明显缓解。

学生：《伤寒论》中记载桃核承气汤"太阳病不解，热结膀胱，其人如狂……宜桃核承气汤"；抵当汤"太阳病六七日，表证仍在……其人发狂者……以太阳随经，瘀热在里故也，抵当汤主之"。二者均为血蓄于下焦，而非脑部，但临床表现为什么会出现神志昏迷、肢体抽搐呢？

老师：桃核承气汤、抵当汤均主治下焦蓄血之证。二者均为太阳表证不解，在表之邪热随经深入下焦，与血相结于少腹部位，导致少腹急结或硬满疼痛，神志错乱如狂、发狂。二者病情有轻重之别，病势亦有缓急之异，蓄血尚轻，其人如狂者，宜桃核承气汤；病重且急，其人发狂者，抵当汤主之。

血液是神志的物质基础，心主神志，血气通于心。因此，无论是血虚心神失养，或血热心主被扰，或瘀血扰乱心神，均可导致神志昏迷。心为五脏六腑之大主，主明则下安，主不明则五脏六腑功能失调。《素问·调经论》云："血并于下，气并于上，乱而喜忘。"并者，不和、瘀滞之意。上，指上焦，包括心与脑；下，言下焦，包括胃、肠、膀胱及下肢。气壅上焦，气机阻滞、心神被扰，则胸闷心烦；血瘀下焦，心神被遏，可见喜忘，甚或神志昏迷。

《金匮要略·水气病脉证并治》指出"血不利则为水"，即血液瘀滞，脉络不畅则进一步导致水液代谢失常，痰饮内生，而痰浊和瘀血又作为病理产物和新的致病因素，进一步导致脏腑功能失常，加重病情。

本例患者糖尿病伴右下肢静脉血栓形成，因瘀血阻滞、血行不畅，导致水液运行不利，水饮潴留，而瘀血、痰饮互结，血运失常，水行不利，进一步导致脏腑功能失调，气机逆乱，血随气逆，水饮上犯，凌心犯脑，浊邪害清，故见神志昏迷，脑部频繁癫痫样放电。正如《医林改错·癫狂梦醒汤》指出："癫狂……乃气血凝滞脑气。"

西医诊断为超级难治性癫痫，ICU 一直在抗癫痫治疗，多种抗癫痫的联用，药量已达极限，但患者持续昏迷，脑电波监测频繁癫痫样放电无任何减轻。ICU 宣布癫痫治疗失败，多次动员家属出院。

迫于无奈，患者家属于五一放假期间将患者转至某三甲中医院 ICU 病房。

患者自 2023 年 1 月 16 日昏迷至今、脑部监测癫痫样放电未见减轻，转入中医院 ICU 后，为中医出入 ICU 诊治疾病提供了方便，家属也把期望寄托于中医中药。为方便治疗和联系，我与该院中医针灸科主任、ICU 医护人员，共同建立微信群，取名"共创奇迹"，希望中西医联手能逆转病情、创造奇迹！

当前之症，痰饮瘀血是昏迷、癫痫的重要致病因素和主要病机。如《灵枢·五乱》所云："清气在阴，浊气在阳，营气顺脉，卫气逆行，清浊相干……乱于头则为厥逆。"所谓"清浊相干"乃血中出现异物，津液变为"血中痰瘀"。痰瘀互结，蒙心塞窍则昏迷；痰瘀上犯，以浊害清，以阴冒阳，闭阻脑窍，造成脑腑功能失调，气机逆乱，肝风内动，故见脑部癫痫样持续放电。

中医治疗仍以蠲化痰热、利水消肿、活血通瘀为主。

方以抵当汤、桃核承气汤、苓桂术甘汤、真武汤、麻杏甘石汤等加减。

5 月 8 日开具下方：

桂枝 45g　水蛭 12g　　桃仁 20g　　茯苓 90g

泽泻 45g　生石膏 45g　全瓜蒌 30g　葶苈子 15g

猪苓 30g　炮附子 30g　酒大黄 20g　生麻黄 9g

3 剂，煎服法同上。

服上方 3 剂后，令人惊喜的是，患者 5 月 11 日出现眨眼，这是从 1 月 16 日出现昏迷近 4 个月以来患者第一次睁眼，ICU 医生将视频发给患者女儿，女儿激动地跳了起来，热泪盈眶，激动的心情无以言表。为了救治妈妈的疾病，4 个月来，姐妹俩在北京租房，轮流陪伴守候，并且卖掉了老家一套房子来支付 ICU 高额医药费用。巨大的精神压力和巨额的医疗费用，始终没有让姐妹俩放弃救治妈妈的信念。4 个月来，姐妹俩相互安慰，相互鼓励，四处筹措资金，今天总算看到了一线希望！

我们也被姐妹俩的孝心和坚持所感动，更感到医生职责的神圣与伟大，医者仁心，护佑生命，挽救一位患者，就是拯救一个家庭。

突现白肺病危急，中药逐水显奇功

5 月 15 日患者出现发热，体温 38℃左右，胸部 CT 显示：左肺下叶不张，右侧肺散在斑片状磨玻璃密度影。肉眼可见左肺几乎全部变白，就是我们俗称的大白肺。在 ICU 病房，无论是感染"新冠"，或是其他疾病严重感染，若出现大白肺则致死率很高。此时，肺炎病变范围广，严重影响呼吸功能，患者不能自主呼吸，甚至出现呼吸衰竭、急性呼吸窘迫综合征等。ICU 使用多种抗生素治疗，其中多黏菌素号称抗生素的天花板，1 支两千多元，每天 3 支，再叠用其他抗生素，每天仅是抗生素的费用就有 1 万多元，但病情未见任何好转。

面对肺部严重感染并出现大白肺，患者随时有生命危险，中医如何辨证治疗呢？

患者全身高度水肿，人体组织、器官、细胞均浸泡在水液里，可以说水饮是细菌良好的培养基。水饮壅盛，须峻逐其邪、荡涤水饮，但一般寻常的利水之剂药轻病重、难以胜任如此严重的病情，治疗当以力大势猛之十枣汤峻逐水饮，釜底抽薪，方可力挽狂澜、逆转病势、挽救生命，

药用大戟、甘遂、芫花各 1.5g，共 4.5g，大枣肥者 8 枚煎汤，清晨空腹送服，每日 1 次，共服 3 日。

上药服用 3 天，共排泄尿便 18401mL，将近 37 斤水，患者全身水肿消退，大白肺消失，腹部 CT 显示腹水也全部吸收。

中药解决了抗生素不能解决的问题，将患者从死亡线上拉回。

学生：十枣汤临床上一般用于胸腔积液，腹水，以及胸膜炎等，而肺部感染常规治疗多选择清热药物，如果按此思路，中药也应该清热为主，

老师是怎么想到用十枣汤峻逐水饮？

老师：肺部感染是西医诊断，抗菌消炎是西医的常规治疗手段。中医治疗肺部感染，不能受西医诊断的束缚，西医的炎症并不能等同于中医的热证，水饮痰浊、血瘀以及正气不足或虚实夹杂均可导致所谓的炎症。因此，临证之际，一定要按照中医思维辨证治疗，如属热者清解肺热、属寒者温复肺气、水饮痰湿潴留者蠲化水湿、血瘀者活血化瘀、正虚者扶助正气、虚实夹杂者扶正祛邪。

水邪潴留、邪气壅盛为什么会出现肺部感染（大白肺）呢？正如流水不腐，一般流动之水不会发热，水流停滞则会郁积生热。如清晨开放水龙头时，在水管停滞一夜的水因静止不流动而变温，同理，因各种原因导致脏腑功能失调、水液代谢失常，水液停滞，则会郁积化热。水饮外溢肌肤则为水肿，内浸脏腑则为白肺。由此可见，代谢失常、水液停蓄为因，水邪郁结，蕴而化热为果。

患者长期卧床，神志昏迷、脑部频繁异常放电，阴阳气血消耗甚大，且全身高度水肿，二便不通，西医诊断为肺部严重感染（出现大白肺），病情已呈正气极虚、邪气壅盛之局面。正虚邪实，病情危重，命悬一线，危在旦夕。此时，扶正则助邪，祛邪则克伐正气，正虚邪实，攻补两难。

病虽属正虚邪实，但以水饮潴留、邪气壅盛之邪实为当前主要矛盾。邪实不除、水饮不祛，不仅正气难以恢复，且邪气更加鸱张，以致邪愈实而正愈衰，甚或内闭外脱，患者随时有生命危险。

因此，欲复正气，必先祛邪。《黄帝内经》云："小大不利治其标。"只有大力、有效地攻逐水饮，祛除邪气，才可有效保护正气，挽患者生命于垂危之间。也只有从根本上解决问题，才能改善患者的危险处境。

权衡利弊，思考再三，扬汤止沸不如釜底抽薪，而能胜任峻逐邪气、荡涤水饮者非十枣汤莫属。十枣汤出自《伤寒论》第152条和《金匮要略·痰饮咳嗽病脉证并治》，主治水饮停蓄胸胁的悬饮证。方中甘遂、大戟、芫花均为逐水峻药，三药合而用之，其力尤猛，以大枣十枚煎汤服下，以顾护胃气。全方合用，攻逐水饮之力峻猛，水饮得除，既解决了水饮壅盛所导致的所谓炎症问题，又解除了水饮邪气对正气的戕害。因此，峻泄水饮、攻逐邪气就是抗菌消炎，就是扶助正气。

有研究发现：听觉和触觉刺激有助于唤醒昏迷患者，为了取得更好的治疗效果，经与 ICU 医生协商，5 月 18 日，妈妈与女儿进行了 12 分钟左右的视频。女儿向妈妈讲述了这几个月的发病和治疗经过，鼓励妈妈积极配合，战胜病魔。其间患者反复用力眨眼，两个眼角含有泪水，似乎表明她听懂了，但表达不出来。

服十枣汤 3 剂后，患者水肿消散，白肺消失，停用各种抗生素和利尿剂，体温在 37℃以下，抗癫痫药物力月西剂量从 20mg/h 减量至 16mg/h，停服其他抗癫痫药物。

随着抗癫痫药物逐渐减量，生麻黄逐渐加量至 40g，炮附子逐渐加量至 150g，细辛用量至 20g。根据病情变化及时调整药物与剂量，每隔 3 天调方 1 次。方以麻黄附子细辛汤加减为主，配合每周 3 至 4 次针灸治疗。

6 月 14 日处方：

生麻黄 30g　杏仁 15g　　桂枝 30g　细辛 20g

炙甘草 10g　炮附子 150g　白蔻 20g　石菖蒲 45g

白芷 30g　　茯苓 60g

5 剂，煎服法同上。

6 月 25 日处方：

生麻黄 40g　桂枝 40g　　细辛 40g　炮附子 240g

白蔻 30g　　石菖蒲 45g　水蛭 9g　　虻虫 6g

白芷 30g　　川芎 30g

5 剂，煎服法同上。

5 月 29 日我们在治疗过程中发现，患者对睁眼的指令可以配合。6 月 8 日患者眼神比以前更加灵活了，发视频给女儿，其女儿说："妈妈是在跟叫她的人微笑，妈妈平时笑起来就是这样的。"

在中药和针灸的作用下，患者状况持续转好，体温一直保持正常，从 6 月 14 日开始，加服苏合香丸每日 2 次，每次 2 粒，融化在中药煎剂里服用。7月12日开始尝试呼吸机脱机2小时，逐渐增加时长，最长时间为可停呼吸机10小时左右。肢体抽搐基本不作（偶有一侧上肢和头部小幅度抖动），癫痫药物力月西也逐渐减量，至8月初停用。患者可自主睁眼并可眼神有意识地追随医生。

至此，患者状况良好，计划不日内脱机转至普通病房。

⦿ 问题解答

学生：**患者体温已经降至正常，老师处方中麻黄没有停用，反而用量一直在增加，这是为什么？**

老师：众所周知，麻黄味辛性温，具有发汗散寒、宣肺平喘及利水消肿的功效。麻黄除用于外感风寒之表实证外，还可用于诸如咳、喘，水肿，皮肤病等疾病的治疗。除此之外，古人认为麻黄还具有还魂作用，即启闭开窍功效，治疗昏仆、厥证等。

《金匮要略·杂疗方第二十三》篇记载"救卒死，客忤死，还魂汤主之……"，其还魂汤的组成为麻黄、杏仁和甘草。《备急千金要方》中也有还魂汤的记载，主治"卒感忤，鬼击飞尸，诸奄忽气绝，无复觉，或已死咬口，口噤不开"。该方在麻黄、杏仁、甘草的基础上多了一味桂心，两个版本大同小异。两方均有麻黄，这也是两方开闭启窍和"还魂"的关键。

《说文解字》曰："还，复也；魂，阳气也。"说明还魂汤是通过复还人身阳气以达"起死回生"的效果。

患者昏迷数月，虽经治疗后，每天可睁眼数次，眼神亦可追随医生，但自主意识差，不能言语，表明患者仍然有严重的脏腑功能失常，阴寒浊邪凝滞，内外关窍闭塞，上下气机不通。治疗仍需温振阳气，宣畅气机，荡涤瘀浊，开窍启闭。

肺主皮毛，位居上焦，主一身之气，朝百脉而主治节，肺气宣发，则全身之气机畅通，升降出入正常。

麻黄入肺经，其性辛温宣通，既可外开肌腠，又可上宣肺气；肌腠通畅则里气和谐；上窍通则下窍畅，一窍通则诸窍开。故方中仍用麻黄并加重其量，与方中附子、桂枝、细辛、水蛭、石菖蒲、茯苓等药相合，目的不在辛温发汗，解表散寒，而在于温通阳气、开宣肺气、宣畅气化、涤痰化瘀，加用苏合香丸以增行气化浊、芳香醒神之力，以冀启闭开窍，促其苏醒。

学生：西医抗癫痫药物的作用是镇静和抑制，而方中麻黄、细辛、桂枝、附子等药均辛热温通之品，均具有兴奋作用，与镇静的西药作用相反，是否会诱发肢体抽搐并加重脑部异常放电？

老师：患者被西医诊断为"超级难治性癫痫"，予以负荷剂量苯巴比妥、负荷剂量力月西均不能控制，后启用生酮饮食仍不能完全控制脑部癫痫样持续放电，后以苯巴比妥、力月西、左乙拉西坦、氯硝西泮等联合应用。在力月西减量中再次出现抽搐，先后加用丙泊酚、拉莫三嗪、丙戊酸钠等，在多种药物作用下，患者一直处于强力镇静状态。

患者卧床较久，神志昏迷，病情危重，西医为控制脑部癫痫样频繁放电一直在强力镇静，只能是暂时维持着患者基本的生命体征和孱弱的生命。如果这种情况持续下去，最终会导致患者阴阳气血消耗殆尽，脏腑功能衰竭而死亡。

面对这种局面，我们中医应该如何治疗呢？

首先，中医不能迎合西医的治疗思路，见到脑部癫痫样频繁放电即用镇静息风之药。相反，我们要让患者动起来。为什么要让患者"动"起来呢？因为经过近4个月抗癫痫西药强力镇静，患者机体处于阳气虚衰、阴寒凝滞的高度抑制状态。动者为阳、静者为阴，要想让患者动起来，必须大力温振、温通阳气。运用大剂量的麻黄、附子、桂枝、细辛等药，振奋阳气，辛温宣达，而气机畅通，痰化瘀消，不仅不会加重患者脑部癫痫样放电，反而能开窍启闭，促使患者苏醒。

其次，我们让患者"动"起来。这个"动"是可控的动，有西药的镇静作用，不会出现大的和持续性抽搐，更不会加重患者病情而危及生命。

更重要的是，这个"动"是阳气之动。动者属阳，相对于阳气虚衰、阴寒凝滞、静止不动的危重病情而言，这是阳气振奋、气机宣通、涤痰化瘀、由阴转阳的佳兆。

事实证明，药针并用，温振阳气，由静转动之后，抗癫痫药物的种类和剂量一直在递减的同时，患者病情非但未加重，反而持续在好转，每天都能数次睁开双眼，眼神可追随医生，并间断停用呼吸机。

病情急转直下，中医奋力救治

患者因受凉，于8月20日突然出现发热，体温37.8℃～39℃，四肢厥冷，寒战，喘促，血压下降，右侧脉搏摸不到，左侧微细欲绝，手冷至肘，足冷至膝，呼吸急促、表浅，像离水之鱼，嗫口呼吸。西医诊断为感染性休克，给予万古霉素联合头孢吡肟、多黏菌素等药抗感染，力月西3mg/h镇静，去甲肾上腺素持续泵入升压，24小时持续血滤。

此为中医厥逆之证，阳气虚衰，阴寒极盛。治疗急需大力温振，破阴回阳。

处方：

炮附子500g　干姜300g　　茯苓120g　　炙甘草60g

党参150g　　桂枝90g　　　山萸肉90g　　生牡蛎30g

生龙骨30g　　紫石英150g　生大黄60g（后下）

上药急煎两剂，共煎出药汁1200mL，每次鼻饲给药100mL，每次间隔2小时，持续给药，苏合香丸4丸，掰碎与汤药同煎。

阴寒极盛，阳气欲脱，生命垂绝，危在旦夕。非大剂不能缓其急、非重剂不能续其命。方以通脉四逆汤、桂枝甘草汤及破格救心汤化裁，回阳救逆，扶正固脱。

《伤寒论》云"少阴病，脉沉者，急温之，宜四逆汤"（第323条）、"少阴病……手足厥逆，脉微欲绝……通脉四逆汤主之"（第317条）。方中炮附子（无生附子）用量独重，大辛、大热，气雄性悍、纯阳燥烈，上助心阳以通脉、中温脾阳以散寒、下补肾阳以益火，是治疗元阳虚脱，四肢厥逆，脉微欲绝之要药。紫石英性温质重，引诸药下行以温肾益阳；加桂枝与甘草相伍，温振心阳、通利血脉。超声显示：患者出现肠梗阻，胃中有积液反流，故加茯苓渗利水湿、大黄荡涤肠胃，二者相配，通利水谷、畅行二便。重用山萸肉者，以其"得木气最厚（张锡纯）"，能补肝肾之精，与龙骨、牡蛎合用，收敛元气、扶正固脱。

鼻饲中药同时，嘱 ICU 医护人员为其加被保暖，四肢放暖水袋加热温煦肢体。服用中药两剂后，次日中午患者血压回升，手足转温，脉搏显现，呼吸平稳，可睁开紧闭的双眼。病情尚较稳定，患者暂度险关。

在患者感染性休克抢救期间，患者两个女儿一直自行煎药送至 ICU 病房。她们发微信给我说："恳请先生，如果有一线希望，请先生一定帮助妈妈渡过难关，我们姐妹绝不放弃！"两个女儿全力以赴，一心要救治妈妈，妈妈是他们的精神支柱和寄托。患者病情危急，生死攸关，8 月 21 日晚上，我在病床 ICU 病房守候一夜，一者密切观察病情变化和服中药后的反应，以便根据病情变化采取相应的救治措施；二者给患者家属以精神和心理安慰。

8 月 22 日，患者突发急性心梗，病情急转直下，请心脏外科会诊，基于目前情况，无法安放支架，告知家属患者随时可能出现严重的室颤等并发症，家属拒绝除颤和心脏按压。

中药前方去大黄，仍鼻饲给药，参附注射液每小时 30mL，继续热敷腹部、四肢。8 月 23 日早上 ICU 医生交班反馈：患者生命体征平稳，偶有室性心律失常，心率 100 ～ 110 次 / 分，高压 160mmHg 上下，乳酸下降（休克指标），尿量 1400mL，体温 36.4℃，患者时有睁眼。

一周后，患者病情再次恶化，血压下降、心率加快、四肢厥冷。在西药升压的同时，还需输液来维持有效血容量，但患者体内钠水潴留，出现严重水肿、腹水。此时，若不补充液体则难以维持有效血容量，而输液则更加重水肿、腹水。中药仍以上方为主，大剂峻补阳气，蠲化水湿浊邪。

遗憾的是，患者相继出现肠穿孔、急性腹膜炎等，旧疾叠加新病，于

2023 年 8 月 31 日凌晨病逝。

⚡ 问题解答

学生：患者在长达 4 个月的中医抢救过程中，温补阳气之法贯彻始终，**特别是患者突发感染性休克、急性心梗，病情呈断崖式急转直下，症见发热、四肢厥冷、血压下降、脉微欲绝、呼吸急促、表浅等，病情垂危，命悬一线，此时抢救您更以大剂量的温补、温振阳气药物为主，破阴回阳、挽救病情，请谈谈您的治疗思路。**

老师：患者自 2023 年 1 月 16 日出现癫痫、意识障碍后，近半年以来，无论是外地医院还是北京某医院 ICU 一直在持续、大剂量运用多种抗癫痫药治疗，但脑部异常放电未得到有效控制，患者一直处于昏迷状态，西医诊断为超级难治性癫痫并宣告治疗失败。

自 2023 年 4 月 21 日中医介入 ICU 以来，经近 4 个月中医治疗，患者病情稳定且持续好转，如癫痫得到有效控制的同时，西药抗癫痫药逐渐减量直至停用；患者由深度昏迷到可自主睁眼；消除危及生命的大白肺；间断停用呼吸机等。

中医之所以取得如此良好的阶段性治疗效果，就是因为紧紧抓住温补阳气（佐以利水蠲饮、活血逐瘀，针药并用）这一主线并将此治疗原则贯彻始终。

为什么一直运用温阳之法呢？

中医理论认为：动则为阳，静则为阴；亢奋为阳、抑制为阴。本患者长期大剂量使用多种抗癫痫药物，在强力镇静抑制下，患者不仅癫痫未得到有效控制，且一直处于高度抑制的昏迷状态。此为阳气虚衰，无以振奋；三焦不畅，腠理闭塞；阴寒凝滞，诸窍不通，不仅苏醒无望，且随时有生命危险。

治当温补阳气，逐阴散寒，离空高照则阴霾四散；阳气得以振奋，温化温通复常，则三焦得通，腠理宣畅；气化得行，诸窍得开。临床实践也证明，持续运用温补阳气之法，对稳定和缓解患者病情，取得阶段性良好治疗效果起到了关键作用。

同理，当患者突发急性感染性休克和急性心肌梗死之时，症见发热、四肢厥冷、血压下降、脉微欲绝、呼吸急促、表浅等，此乃阳气虚衰、上越外脱，病情危急，命悬一线，治当急救回阳，峻逐阴寒，方以大剂通脉四逆汤为主，破阴回阳，力挽狂澜，1日内连续鼻饲中药2剂后，患者发热消退、血压回升、手足转温、脉搏显现、呼吸平稳，时可睁开双眼，病情稳定，暂度险关。

虽然患者因病情危重、多脏器衰竭，又相继出现了肠穿孔和急性腹膜炎，新病叠加旧疾，最终抢救无效而病逝，但在患者急性感染性休克和急性心肌梗死抢救过程中，中医温阳之法，对于逆转休克、缓解和稳定病情等方面起到了至关重要的作用。

阳气盛衰和存亡对人体至关重要。"阳气者，若天与日，失其所，则折寿而不彰""阳气者，精则养神，柔则养筋"（《素问·生气通天论》），"天之大宝，只此一丸红日，人之大宝，只此一息真阳"（《景岳全书》）。

再如《伤寒论》是论述广义伤寒的，但从内容和篇幅来看，是以论述感受寒邪、感而即发的狭义伤寒为主，其疾病的预后转归概以阳气的存亡为辨证的眼目和依据。如少阴病中记载的不治之证和死证皆以阳衰阴盛为主。

如第295条"少阴病，恶寒，身踡而利，手足逆冷者，不治"，为真阳已败，纯阴无阳之危候。

第296条"少阴病，吐利，躁烦四逆者死"，为阳衰欲脱，病属危殆。

第297条"少阴病，下利止而头眩，时时自冒者，死"，为阴竭于下，阳亡于上的极危证候。

第298条"少阴病，四逆，恶寒而身踡，脉不至，不烦而躁者死"，病属有阴无阳，危重至极。

第299条"少阴病，六七日，息高者死"；为肾气绝于下，肺气脱于上之死候。

第300条"少阴病，脉微细沉，但欲卧，汗出不烦自欲吐。至五六日，自利，复烦躁不得卧寐者，死"，为阴盛阳脱，正不胜邪，病属垂危。

总之，少阴病为疾病发展过程中的危重阶段，非阳气虚衰，即阴血耗竭，但以阳衰阴盛为主，当此之时，有阳则生，无阳则死，治当峻补阳气，破除阴寒，留得一分阳气便有一分生机。即使出现阴阳两虚之危急重症，救治也须回阳为主，因无形之阳气宜当急固，有形之阴血难以骤生，阳气回复自能固摄、化生阴血。

另外，上述《伤寒论》少阴病所述诸多阳衰阴盛之死证、不治之证，均属危急重证，病情严重、危殆，预后不良，患者随时有生命危险。即便如此，临床面对危急重症，作为医者亦应以生命至上，发扬救死扶伤的人道主义精神，不避艰险、不计名利，竭尽全力予以救治。而及时有效的救治，或可逆转病情，挽救患者生命。

学生：回顾本例危重患者中医近 4 个月的救治过程，其间几个重大阶段性转折点：如患者从神志昏迷到意识渐清、癫痫控制、白肺消失、逐渐脱机、感染性休克逆转等，中医都起到了至关重要的治疗作用，另外老师多次应邀赴 ICU 救治危急重症并获得成功，说明中医不仅能治疗慢性病，也能救治危急重症。这与现今社会上流行的中医是"慢　中"、中医以养生保健为主等理念和观点大相径庭，这也是对中医的最大误解。请老师谈谈您对救治危急重症思路和看法。

老师：首先，救治危急重症是中医最大的优势和特色。

中医的属性是医学，医学的第一要务是救死扶伤，因此，履行使命，承担重托，救治危急重症，是对中医学的必然要求。

在西医传入中国之前，数千年来一直都是中医在抢救危急重症。历代不乏"起死回生""妙手回春"中医名师大家，如刮骨疗毒之华佗、起死回生之扁鹊等。

中医经典著作《伤寒杂病论》记载了很多治疗危急重症的内容，《备急千金要方》《肘后备急方》等也都是急救典籍。唐代孙思邈是世界上运用导尿术的第一人；

张仲景的《金匮要略》最早记载了抢救上吊窒息的人工呼吸法。

纵观中医学术发展史，中医学术的每一次繁荣和进步都和中医救治危急重症密切相关，如东汉伤寒病流行，诞生了中医学巨著《伤寒杂病论》；明清时期瘟疫肆虐，温病学得到了长足发展，形成了独立温病学科。

因此，救治危急重症是中医学术最主要、最鲜明的特色，也是我们中医人最应该、最值得坚守的阵地。

其次，敢于救治危急重症，中医才能卓然而立。

现在社会上对中医的认知，往往局限在养生康复，中医是"慢郎中"，其实情况并非如此。

从本人及其他医生临床体会来看：临床面对危急重症患者，只要辨证准确，用药得当，看似越重越急的病取效越迅速，常能立竿见影，起死回生。

之所以造成这样的误区，表面看是养生节目过于泛滥，中医被视为养生的"慢郎中"，中医被"空心化"和"边缘化"，中医救治危急重症阵地不断畏缩。深层次的原因是：近百年来我们的传承、创新、发展得不好，把救治危急重症的优势和阵地弄丢了。

因此，要发展中医事业，中医必须承担起抢救危急重症的大任。也只有承担起抢救危急重症的大任，中医才能正本清源，拨乱反正！也只有承担起抢救危急重症的大任，中医才能卓然而立！

中医要有自信。

中医的自信来源于中医理论的自信、更来源于对中医疗效的自信。

张仲景《伤寒杂病论》是祖国医学宝库的瑰宝，仲景学说是中医学活的灵魂，是取之不尽、用之不竭的源头之水，是攻克世界医学疑难问题的金钥匙，仲景的辨证思维方法，使我们洞悉病机，见病知源，则百病无所遁形。

中医学是中华民族传统文化的重要组成部分，对中医的不自信实际上是对中华民族传统文化的不自信。要恢复和重塑人们对传统文化的自信，就必须让人们看到传统文化解决实际问题的范例，而中医就是最有力的工具之一。

天佑中华有中医。从历史和现实来看，中医的发展史就是同各种疾病（包括瘟疫、危急重症）做斗争的历史，是佑护中华民族繁衍昌盛的历史。无数事实证明，中医不是"慢郎中"，中医的优势也不是养生康复，医学的主旨是治病救人，而救治危急重症则是中医的优势和主要特点。

中医不仅能治疗功能性疾病，也能治疗器质性疾病；不仅能治疗单纯性疾病，也能治疗复杂性疾病；不仅能治疗慢性疾病，也一定能够救治危急重症。

杂　病

身体冷胀三十五年，服药二月病痛解除

病情介绍

患者邹某，女，65 岁，2014 年 10 月 11 日由外地来京就诊。

主诉：肢体寒冷伴胀满 35 年。

患者 35 年前因坐月子受凉后出现全身畏寒怕冷、胀满不适。

就诊时患者始终强调一个"凉"字。询之哪里凉？患者回答："屁股凉""心口窝凉""肚子凉""肩胛区凉""后背凉""膝盖凉"。腰胀则欲小便，尿道口胀，小便冰凉。平素喜热饮食，胃脘需热敷才能入睡。舌淡暗，苔白腻，脉寸滑大关尺弱。迭经中西医治疗，病情无任何改善。

既往史：患高血压，口服降压药控制。

辨证论治

老师：妇人分娩耗伤气血，产后当善为调养，如避风寒，适寒温，调饮食等。

患者 35 年前因产后调护不当，感受寒邪，出现身体冷胀。在此期间迭经输液和中医治疗，病情未见任何好转，肢体寒冷日益加重。

患者病情突出一个"凉"字。"凉"的程度严重，寒彻骨髓；"凉"的范围广泛，上下内外、脏腑经络，一派冰冷寒凉。

患者病因清楚，即产后感受寒邪；病症特点明确，即全身突出一个"凉"字。

于此不难看出，患者脾肾阳气虚弱，阴寒之邪充斥脏腑经络、上下内外。

脾肾阳气虚弱，失其温煦推动，无以蒸腾气化，故见"屁股凉""心口窝凉""肚子凉""肩胛区凉""后背凉""膝盖凉""小便冰凉"、喜食温热等全身寒凉之象。

"阳气者，精则养神，柔则养筋"，阳虚不能养神，心神失养，神不安则寐不宁，此为阳虚不寐。输液后寒凉更伤阳气，阳气愈虚则更难入寐，甚至彻夜难寐。热敷能温助阳气，安定心神，故热敷胃脘患者反而能够入寐。

肾阳不足，无以温煦蒸腾，肾失开阖，阳气虚散为满为胀，故见尿道口胀、腰胀则欲小便等。

舌淡暗苔白腻为阳虚阴寒血滞，脉寸滑大关尺弱乃脾肾阳虚，失于温煦镇摄，阴寒浊邪上逆所致。

综上，患者产后感寒为其因；迭经治疗而乏效，病程缠绵数十年；病症特点突出"凉"。病机：脾肾阳虚，血虚寒盛。

治法：温补脾肾，通阳散寒，益气养血。

治疗用当归四逆汤＋黄芪桂枝五物汤＋理中汤加减。

处方：

生黄芪 30g　桂枝 30g　　炙甘草 20g　干姜 20g

细辛 10g　　生麻黄 6g　　当归 15g　　生白芍 15g

炮附子 60g^{（先煎）}　　　炒白术 30g

4 剂，水煎服，日 1 剂。

二诊：2014 年 10 月 14 日。

药后欲汗不能，腰胀怕冷减轻，口苦，大便稀，大腿及臀部起红色疱，身如虫行麻胀感。纳少，舌暗苔白腻，脉同前。

上方加防风 10g，余药稍做调整。

处方：

生黄芪 20g　　　桂枝 30g　　　炙甘草 20g　干姜 30g

细辛 10g　　　　生麻黄 6g　　　当归 15g　　生白芍 12g

炮附子 60g^{（先煎）}　　炒白术 30g　防风 10g

12 剂，水煎服，日 1 剂。

三诊：2014 年 10 月 28 日。

右下肢水疱、疼痛、流黄水、结痂（右侧畏寒甚），服上药后胃热汗出，虫行感消失，右下肢轻松，咳嗽黏痰，咳则遗溺，舌暗苔白，脉沉弦紧。

调方：上方去黄芪、当归、防风、白芍，加党参、五味子、杏仁、山药、肉桂。

党参 20g　　桂枝 20g　　　炙甘草 20g　干姜 30g

细辛 10g　　炒白术 20g　　五味子 10g　杏仁 10g

生麻黄 6g　　炮附子 60g^{（先煎）}　　炒山药 30g　肉桂 15g

14 剂，水煎服，日 1 剂。

四诊：2014 年 11 月 11 日。

服上药后，胃部不用热敷，肩背及腰时胀，下肢酸困时痛，水疱消失，咳则遗溺，舌暗苔白腻，脉沉弦细紧。

上方去五味子、杏仁、山药、肉桂、党参，加黄芪、丹参、怀牛膝。

处方：

生黄芪 30g　桂枝 20g　　炙甘草 15g　干姜 30g

细辛 15g　　炒白术 20g　生麻黄 10g　炮附子 60g^{（先煎）}

丹参 15g　　怀牛膝 30g

14 剂，水煎服，日 1 剂。

五诊：2014 年 11 月 25 日。

药后面红发麻，左面起红疹，胃凉甚，覆被 5 床不解，纳差，恶心呕吐，昨日双下肢微汗出黏凉，今身冷胀均不作，舌暗苔薄白，脉沉缓尺弱。

上方去丹参，加川芎、焦三仙。

处方：

生黄芪 30g　　桂枝 15g　　炙甘草 10g　干姜 30g

细辛 12g　　炒白术 20g　生麻黄 10g　炮附子 50g^{（先煎）}

焦三仙各 12g　怀牛膝 30g　川芎 12g

14 剂，水煎服，日 1 剂。

2014 年 12 月 2 日，反馈：诉药后微汗出，全身寒凉、胀痛痊愈。

💡 问题解答

学生：患者服药过程中两次出现皮疹，第一次是大腿及臀部红色疱疹，第二次是（五诊时）面红皮疹，是药物的不良反应还是瞑眩反应？

老师：《尚书·说命》说"若药不瞑眩，厥疾弗瘳"，意思是说重病或久病之人，如果服中药后，没有出现头晕、眩冒等不舒服的反应，则疾病难以痊愈。《孔颖达疏》曰："瞑眩者，令人愦闷之意也。"愦闷即不舒服之意，其临床表现包括头晕、眩冒、汗出、皮疹身痒、肢体麻木、腹泻、呕吐等。

《伤寒论》中有很多有关瞑眩的条文。如《伤寒论》第 46 条："……服药已，微除，其人发烦目瞑，剧者发衄，衄乃解……"因外邪郁闭较久，阳气郁遏较重，正气得药力之助奋起抗邪，正邪交争剧烈，故见心烦、目瞑，随后正胜邪却，汗出而愈。又如《伤寒论》第 174 条方后注："……初一服，其人身如痹，半日许复服之，三服都尽，其人如冒状，勿怪。此以附子、术并走皮内，逐水气未得除，故使之耳。""如冒状"就是头晕目眩、昏昏沉沉之状，此乃术、附并用，驱散肌肉关节寒湿之兆，不必诧异。《金匮要略·腹满寒疝宿食病脉证治》乌头桂枝汤方后注："……其知者，面如醉，得吐者，为中病……"药后如醉状或呕吐，是药已中病、疾病减轻或向愈的"瞑眩"反应。

"瞑眩"反应可以定义为患者在服用中药（或其他疗法）过程中，所出现的一时性的难以预测的各种不适的临床症状，随着各种不适症状的出现，其原有疾病或主要症状随之好转或痊愈的一种临床反应。

瞑眩反应多出现于重病、久病患者的治疗过程中一种临床特殊表现，是在辨证准确、方证对应的前提下，正气抗邪，祛邪外出、疾病好转或痊愈的佳兆，是机体由病理稳态向生理稳态过渡的临床反应。

药物不良反应乃辨证不准、用药不当所导致的临床各种不良反应。特点是不良反应随着药物的持续服用逐渐或者迅速加重，甚至危及生命，而原有主要症状并无减轻甚或加重。

在持续用药过程中，瞑眩反应往往随着患者主体疾病的好转而减轻，特点是由重到轻、先重后轻；误治导致的不良反应由轻到重、先轻后重。

该患者在服药过程中，出现了皮疹、身如虫行麻胀、胃寒凉、呕吐、疼痛等临床反应，随着继续服药，皮疹、疱疹等症状逐渐缓解，并未进一步加重，呈现由重到轻的变化特点。

更主要的是，随着皮疹、疱疹的出现到逐渐消失，其全身寒凉、胀满的主要症状也随之减轻直至痊愈，这是正气抗邪、祛邪外出、疾病向愈的表现。

由此可见，该患者在服药过程中所出现的皮疹、虫行麻木状及疼痛等是药物中病的瞑眩反应，不是误治用药不当导致的不良反应。

学生：**患者服药前以冷胀为主，服药后出现了疼痛，是什么原因？治疗一直都以温补为主，为什么五诊时会出现胃凉加重的表现？**

老师：该患者病因分娩后调护不当，感受寒邪，迭经中西医治疗而乏效，病程迁延35年，阴寒之邪充斥上下内外、脏腑经络，全身阳气极为虚弱。

患者初诊时并无疼痛的症状，而是以全身冷、胀为主要病痛，病势呈现抑制和沉静状态，为阳虚无以温煦推动，阳虚无力祛邪散寒，证属阴证、寒证。治以温补阳气，蠲除寒邪。

在服药过程中，患者皮肤出现皮疹、如虫行麻木感、疼痛的同时，主要病痛—冷、胀感逐渐减轻，待全身冷、胀痊愈，皮疹、疼痛等随之消失。此乃阳气振奋、温煦脏腑、宣通经络、阴寒之邪欲去，病势由静态转为动象的表现。这既是药物中病的"瞑眩"反应，同时也是"痛则通""不痛则不通"的特殊临床表现。

用大剂附子等热药温补阳气，反而出现胃凉加重，与常理不符，虽是意料之外，但在情理之中。

患者病因感寒，久病迁延，阳气大虚、阴寒内盛。在重剂补阳，温振宣通驱寒过程中，胃腑可能出现一时性寒凉加重，提示寒邪由脏出腑，邪气将除。随着人体阳气恢复，阴寒邪气得以尽除，不仅胃凉不作，全身冷、胀也随之消失。

学生：俗语说"痛则不通"，而老师说"痛则通"，怎么理解？

老师：痛既是中医的一个病症，也是临床常见的症状之一。

"痛"和"通"的关系可从三个方面理解：

第一，痛则不通。

因实致痛：多由感受外邪、情志不遂、外伤、痰浊、瘀血、宿食等邪气阻滞，气血经脉不通所致。治疗以"通"为要，实邪祛，气血通，疼痛愈。

因虚致痛：内伤为主，多由气血阴阳不足，脏腑经脉失于温养、濡润，不荣则痛。治疗以"荣"字立法，脏腑得温、经脉得养，则痛可解。

若痛属正虚邪实，虚实夹杂，既有邪气阻滞，又有正虚不足之不通不荣，则治以扶正祛邪，通补兼施，脏腑得荣、经脉宣通，邪祛正复则疼痛痊愈。

第二，痛则通。

多见于久患阴寒类疾病的患者，病机为阴寒邪气滞留体内，阳虚无力祛邪外出，正虚邪留，互为因果，病势呈静止凝滞状态。

"痛则通"是服药过程中所出现的疾病貌似加重的好转反应。是疾病在治疗过程中的动象。动者属阳，相对于静止不动、凝滞的疾病状态而言，这是正气祛邪、正邪激荡、由阴转阳（阳气振奋，追风散寒、逐湿行血）的佳兆。

该患者初诊时以全身冷、胀为主诉，病情呈现凝滞静止状态。在中药治疗过程中，患者由全身冷、胀的静止凝滞状态逐渐转为阳气振奋、祛邪外出的动象，即患者随着身痒麻木、皮疹、疼痛等症状的出现，其冷、胀逐渐减轻直至消失。患者由原来的不痛、不痒、不麻到出现痛、痒、麻，此为正气抗邪，邪气欲去、脏腑和谐、经络、腠理再通的反应，即"痛则通"。

"痛则通"有狭义和广义之别。

狭义的"痛则通"是指疼痛这一症状，即患者在服中药过程中由原来的不痛出现疼痛，或患者由原来的疼痛较轻出现疼痛加剧。如本例患者由原来的冷、胀不痛出现疼痛。

广义的"痛则通"是指患者在服中药过程中，出现的诸如身痒、麻木、皮疹等症状，如本例患者在服药过程中所出现的身痒、麻木和皮疹等。

无论是狭义的"痛则通"还是广义的"痛则通"，都是正气抗邪，祛邪外出的好转或向愈佳兆。其特点是随着诸如疼痛、身痒、麻木、皮疹等症状的出现，患者病情逐渐减轻直至痊愈。

第三，"痛则通"的特殊临床表现。

"痛则通"的特殊临床表现，常因疾病不同、体质不同而表现各异，不可一概而论。无论是狭义"痛则通"还是广义的"痛则通"，均为正气抗邪、正邪交争、祛邪外出、病症由静止转为动象，病情好转直至痊愈的佳兆。即"痛则通"，通则变，变则成。

"痛则通"常见的临床表现有疼痛、胀满、胸闷、麻木、湿疹、瘙痒、水肿、烦躁、眩晕、呕吐、水肿、泄泻等。

《伤寒论》《金匮要略》中有很多有关药后特殊的临床反应，可以看作广义"痛则通"的临床表现。

简要举例如下：

《伤寒论》第230条（阳明病篇）："……身濈然汗出而解。"

《伤寒论》第278条（太阴病篇）："……虽暴烦下利日十余行，必自止，以脾家实，腐秽当去故也。"

《伤寒论》第174条（太阳病篇）："……初一服，其人身痹，半日许复服之，三服都尽，其人如冒状，勿怪。此以附子、术并走皮内，逐水气未得除，故使之耳。"

《金匮要略·痉湿暍病脉证治》"……服后当如虫行皮中，从腰以下如冰，后坐被上，又以一被绕腰以下，温，令微汗，瘥。"

《金匮要略·腹满寒疝宿食病脉证治》"……其知者，如醉状，得吐者，为中病"等。

学生：患者脾肾阳虚，初诊全身冷胀，为什么用白芍？

老师：初诊除了白芍，都是温药热药，尤其是附子，用到了60g，用白芍养阴护阴，可以防止大剂量的附子等辛热之品伤阴。

养阴药有很多，为什么用白芍？可以参照真武汤中白芍的作用。

白芍除了养阴之外，有通的作用，《神农本草经》："……除血痹，破坚积，寒热，疝瘕，止痛，利小便，益气。"《本草经集注》："通顺血脉，散恶血、逐贼血、去水气……"白芍通而不滞，该患者血虚寒凝，经络不通，用白芍可通经脉。

另外，白芍还有恢复肝木之疏泄功能以利小便的作用。

寒热真假混淆不清，内外辨证确定病机

病情介绍

患者于某，女，49 岁，2023 年 2 月 21 日在儿子陪同下前来就诊。

患者自诉："我后背灼热 2 年多了，热的时候像针扎一样疼痛，非常难受，家里农活忙，也没好好看过。"

观其面黄，倦怠乏力。

我问她："灼热是白天重还是夜间重？热时背部出汗吗？"

她说："晚上比白天重，无论多热，后背也不出汗。"

我又问："除了后背热，吃饭如何、喜食凉还是喜食热？腰膝酸困、畏寒吗？睡眠怎么样？大小便如何？"

她说："吃饭不香，一吃凉菜和水果就容易拉肚子，平时很怕冷，腰膝酸软，怕冷，尤其双脚，白天干活 1 小时就会觉得脚凉，时间长了脚底像踩冰块一样，不想多说话，觉得累，睡眠不好，入睡慢，大便干燥。"

我接着又问："平时急躁吗，眼睛干涩吗？"

她迫不及待地说："急，我爱发火，眼睛看东西模糊，重影。对了，我还有耳鸣。"

我查看舌苔，脉象，舌淡红，苔白腻，脉沉弦略紧。

辨证论治

老师：患者主诉为后背灼热，食凉腹泻。病机究竟为寒为热，需要我们进一步辨别。

后背灼热，若为阳热实证，当以白昼为重，因白昼阳气用事，自然界阳气与体内阳热相合，两阳相助，火上加油则热势更甚。若是阴虚内热，多伴有五心烦热，舌红，少苔，脉细数等症状。

患者灼热夜晚加重，食凉腹泻，显与阳热实证的白昼热势加重不同，也与阴虚内热的夜晚出现阴虚阳亢之证有异。

正常生理情况下，人体阳气潜藏于内，尤其肾中真阳，乃命门之火，此火宜潜藏不宜外泄。夜晚阴气当令，若体内阴寒过盛，入夜两阴相合，雪上加霜，阴寒更盛，逼迫真阳浮越于外，则会出现身体某些部位的虚热假象，如背及上肢灼热、面红、咽痛等。

患者背部灼热但夜晚加重，同时伴有食凉腹泻、足底凉如踩冰块、畏寒，以及困乏无力，少气懒言，腰膝酸软，纳食不馨，舌淡红，苔白腻，脉沉弦略紧等，为脾肾阳虚、阴寒内盛、虚阳浮越之证。

平时急躁易怒，视物不清，重影，耳鸣，此为少阳郁热所致。为什么阳虚阴盛同时伴有少阳郁热上扰？

脾阳虚弱，运化无权，气机壅滞，土反侮木，木失条达，则会出现土壅木郁；另外，脾阳虚弱，日久累及肾阳，致脾肾阳虚，寒湿壅滞，影响肝木的疏泄，也会出现土壅木郁。肝郁日久，化热上扰，患者因此出现急躁易怒、视物不清、重影、耳鸣等症状。

病机：脾肾阳虚、阴寒内盛、虚阳浮越，兼有肝郁化火。

治法：温补脾肾，兼清郁热。

处方：

党参 10g	干姜 18g	炒白术 20g	炙甘草 9g
炮附子 30g（先煎）	柴胡 12g	菊花 15g	生杜仲 30g
紫石英 60g	怀牛膝 30g		

14 剂，水煎服，日 1 剂。

二诊：服上药后，患者后背灼热明显减轻，纳食增多，睡眠好转，自诉"一觉到天亮"。腰膝酸软畏寒均有减轻，视物不清也缓解，二便调。仍有耳鸣，腹部寒凉，腿沉似灌铅。

前方去柴胡、菊花，加肉桂 9g、炙淫羊藿 15g。

处方：

党参 10g　　　干姜 18g　　炒白术 20g　　炙甘草 9g

炮附子 30g^{（先煎）} 生杜仲 30g　紫石英 60g　怀牛膝 30g

肉桂 9g　　　　炙淫羊藿 15g

14 剂，水煎服，日 1 剂。

患者以上方为主加减治疗，共复诊 6 次，后背灼热完全消失，纳、眠、二便正常，腰膝酸困、畏寒及足凉缓解，一侧耳鸣消失，另一侧由持续性耳鸣变为间断耳鸣。

学生：老师，患者二诊视物模糊虽已减轻，但仍有耳鸣，为何去柴胡、菊花，反而增加了温补的药物？

老师：初诊考虑患者有急躁、视物不清，加柴胡、菊花清上焦郁热，此热为肝郁化火所致，症状轻，用药少佐清热即可。其背后根本原因是患者脾肾阳虚日久出现土壅木郁造成的，因此清上热之药无须重剂久服，集中火力治疗疾病的始动原因，次要因素亦可随之缓解。脾肾阳气得复，自能解除肝郁，清降肝火。

初诊我们温阳取其重，清热取其轻，患者后背灼热明显缓解，上焦郁热已减轻。二诊直接针对其真寒假热的病机，但温脾肾，摄纳浮阳，迎阳归舍。

至六诊，患者背烧灼刺痛感完全消失，面色红润，纳眠皆香，精神转佳，体重渐长，视物清晰，足底凉感已无，耳鸣减轻，由服药前双侧持续耳鸣变为单侧断续耳鸣，遵上法上方加减善后。

方药：

炮附子 30g^{（先煎）} 干姜 18g　　炒白术 20g　　生杜仲 30g

紫石英 60g　　怀牛膝 30g　肉桂 9g　　　炙淫羊藿 20g

茯苓 20g　　　熟地黄 30g

14 剂，水煎服，日 1 剂。

ⓥ 问题解答

学生：老师，临床见证，若为纯阴、纯阳，对症下药，定无差错。但疾病错综复杂，尤其对于寒热真假，阳证似阴，阴证似阳，如何才能进行准确分辨？

老师：宋代禅宗大师青原行思曾提出参禅的三重境界：①看山是山，看水是水。②看山不是山，看水不是水。③看山还是山，看水还是水。这是人们认识事物由感性认识到理性认识的飞跃，体现了人们认识客观世界的发展与深化。

对于寒热真假辨证而言，我们也要经历这样一个过程。

第一层次：看寒是寒，看热是热。单纯的寒或热，治以寒者热之，热者寒之。

第二层次：看寒不是寒，看热不是热。寒中有热，热中有寒，即寒热错杂；或者寒是表象，热是本质，即真热假寒，如小儿正常生理情况下，扪之额头凉而不热，手足温和，若遇外感高热不退，里热炽盛，则手足冰凉，额头灼热，此为阳气壅盛于体内，不能布达于外，阴阳之气不相顺接，其手中冰凉为真热假寒；或者热是表象，寒为本质，如阴寒内盛，逼迫虚阳外越则会出现身反不恶寒，其人面色赤，或咽痛，或背部、四肢灼热等，此为内真寒外假热。

如本案患者，其背部灼热看似为阳热之症，但同时伴有足底冰凉、食凉腹泻等虚寒之象。热多表现在外，其性张扬、显露，为有余之症；寒多凝滞，潜敛于内，不易察觉，易于忽略，为不足之象，有余之在表热象与不足之在里虚寒之症互相矛盾。拨开迷雾求真相，透过现象找本质，在内的阳虚阴盛为真、为本，在外阳热之症为假、为标。即真寒假热，虚阳浮越。

第三层次：看寒还是寒，看热还是热。再看寒热已经有别于第一层次单纯的寒和热，寒的背后有热，在外所见之寒是由在内的阳热邪气所致，如《伤寒论》第350条的白虎汤证，在一派气分热盛，大热、大汗、大渴、脉滑数、洪大的同时出现手足厥逆的假寒表象，此为阳热内郁，阳气不能布达四肢的真热假寒证；热的背后有寒，寒是真寒，热是假热，如《伤寒论》第317条的通脉四逆汤证，在手足厥逆、下利清谷、脉微欲绝等阴寒内盛的同时出现咽痛、身反不恶寒，其人面色赤等内真寒外假热之证，此为阴盛格阳证。前者治以白虎汤清泻阳明大热，后者治以通脉四逆汤破阴回阳。

以上对寒、热这三个层次的辨析过程，从单纯的寒或热到寒、热背后的寒热错杂、寒热真假，是从感性认识到理性思维的深化过程，是一个由表及里、由此及彼、去伪存真、探索疾病本质的过程。对寒热的辨析如此，对其他病症的辨析也是如此，临证需触类旁通，举一反三。

学生：老师，听您讲完，感觉治病犹如破案，症状就好比案件的线索，有些线索容易迷惑眼目，需要我们抽丝剥茧，层层深入，辨别真假，才能找出疾病的元凶，在此过程当中有没有什么辨证规律可以遵循？

老师：临证看病的过程就是辨证论治的过程，也就是分析矛盾、解决矛盾的过程。由于多种矛盾交织在一起，如寒热虚实错杂或寒热虚实真假集于一身，则需要我们透过现象看本质，拨开迷雾求真相。就本例患者而言，寒热真假混淆不清，辨证需从以下方面入手。

第一，局部阳热与整体虚寒矛盾。

局部背部灼热，但夜晚加重，与情理不符；整体虚寒之象，如食凉腹泻，足底凉如踩冰块，伴神疲体倦，少气懒言，腰膝酸软畏寒，纳食不馨，舌淡红，苔白腻，脉沉弦略紧。局部与整体寒热互相矛盾，整体呈现虚寒之象，唯有后背灼热，那么整体虚寒为真为本，局部阳热征象为假为标。即阴寒内盛，虚阳浮越。

第二，有余与不足矛盾。

临床凡见发热、口渴、狂躁等亢奋的症状多为有余，而乏力、畏寒、困倦等虚寒症状多为不足。有余之症多为假，不足之症多为真。假热在外在上，真寒在内在下。

本案患者，后背灼热，热势张扬，此有余之症虽易觉易知，但多是假象；而畏寒、乏力、腰酸痛、舌脉等不足症状反而暗藏真机。此阳虚阴盛为本为真，虚阳浮越所致的背部灼热为假为标。

第三，内外寒热矛盾。

表现于外的症状易假易惑，隐藏在内的寒热喜恶每多真情。

本患者背部灼热的外在表现为假为标，内在虚寒之象如食凉腹泻、足凉如踩冰块、畏寒倦怠等是其本质反映。

临床中，在外的寒热症状易假易惑，而患者喜恶每多为真情。张仲景为我们提供了一条辨寒热真假的宝贵经验。如《伤寒论》第11条"病人身大热，反欲得近衣者，热在皮肤，寒在骨髓也；身大寒，反不欲近衣者，寒在皮肤，热在骨髓也"，即根据患者的喜恶之情"欲"与"不欲"判断寒热真假。

第四，昼夜阴阳盛衰出现的寒热矛盾。

《黄帝内经》言："旦慧、昼安、夕加、夜甚"，这是疾病应阴阳盛衰而变化的普遍规律。一般而言，白昼阳气隆盛，人体得天阳资助，抗病能力增强，病情一般较轻，夜间阴气用事，人体抗邪能力减退，病情一般较重。

本例患者背部灼热，特点是夜晚加重，为入夜阴寒盛而阳气益虚，阴寒逼迫虚阳浮越更甚所致。

夜晚阴盛阳气浮越不仅可见到背部灼热加重，还可见到入夜消谷善饥、入夜难以入寐、入夜头痛、入夜肢体灼热等，虽临床表现不一，但其病机相同，即阴寒内盛、元阳不藏、格阳于外。

学生：老师，临床上为什么会出现真寒假热的情况？

老师：一般而言，年轻体质壮实之人，病情单纯的，不会出现真寒假热。真寒假热多见于机体衰弱之人，或患各种慢性病如心脑血管病、高血压、糖尿病等多种疾病集于一身，病情错综复杂，易出现寒热真假。如有些寒性病症，当病情发展到寒气极盛的阶段时，常常可以出现阴盛格阳的假热证候，正如《素问·阴阳应象大论》所言"重阴必阳"、"寒极生热"，疾病达到顶峰会向相反方向逆转，即是如此。

具体与以下因素有关。

第一，久病与素体不足之人，由于各种慢性病迁延不愈，久病及肾，损伤人体正气，消耗真阳。

第二，久服宣散克伐药物。在我们祖辈的年代，牛黄解毒丸包治百病，不论外感内伤，均误以为上火，喜用寒凉；过用、滥用抗生素损伤人体阳气；各种慢性疾病的治疗药物多用久服，或失治误治、吐泻发汗过度，均会戕伐人体阳气。

第三，《黄帝内经》曰："顺四时而适寒暑，节饮食而慎起居。"此为养生之要领。但当今社会人们贪凉饮冷，肥甘厚味，空调寒凉，思虑劳倦，熬夜晚睡，房事不节，不良的生活方式造成阴盛阳衰的体质偏多。

以上种种，导致疾病病机复杂，多种疾病用药，相互影响，多一个矛盾，就会出现成倍的复杂。好比黑暗中的一束光，遇到障碍物发生折射，再次遇到障碍物，可能会再次折射，多次折射后，光线错综交织，我们难以理清最初的光源。同样而言，疾病有多重证候，或证候兼夹，也是导致真寒假热的主要原因。

学生：老师，患者后背出现刺痛是否和血瘀证有联系？如果有，那老师用药上怎么没有加活血化瘀的药物？

老师：脾肾阳虚，虚阳外越，阳气浮散于体表，停留于头面、四肢、背部等属于阳的位置，久而久之，局部的皮肤、腠理、肌肉郁滞不通，寒热混淆，气机逆乱，血液运行不畅，表现为刺痛，可以说是气滞血瘀的表现。

但血瘀的原因，是因为元阳外越，浮于体表，血行不畅，郁滞不通。究其根本，还是脾肾阳虚造成的。因此治疗上谨守病机，温补脾肾即可摄纳浮阳，阳气恢复则瘀血自散。

七旬老妇入夜消谷，整体局部宜加详察

病情介绍

2014 年 8 月我在贵州某中医医院讲课之余，该院口腔科一位医生向我叙述其母亲病情并求中医治疗。

"我母亲今年 75 岁，有糖尿病肾病、慢性肾功能不全，每周需要透析 3 次，血肌酐维持在 170μmol/L 左右。这次不是求您治疗肾病，而是我母亲这 10 多天来，每晚都要进食 5 次左右，否则饿得心慌难以入睡。晚上睡不着觉，天亮则能入睡。"

我问："平时怕冷还是怕热？体力如何？除糖尿病肾病外，还有什么基础疾病？"

回答："怕冷，比别人穿得多，不爱动，食欲不好，喜食热饮食，肢体酸困无力，全力怕冷。既往有过心梗，做过心脏支架手术，有糖尿病，现血糖控制的还可以。脸色黄，全身轻度浮肿。"

我又问："大小便怎么样？"

回答："小便量少，大便还可以。"

辨证论治

老师：该患者有诸如冠心病、糖尿病、肾功能不全（每周透析治疗 3 次）等多种基础疾病，但其目前临床突出的和家属希望解决的主要病痛是夜间消谷善饥，每晚需进食 5 次左右方觉舒适。

这是一个特殊的情景：七十多岁的老人，全身浮肿、肾功能不全，需每周透析 3 次，活动受限，动则气喘（心功能Ⅳ级），每到夜晚需 1 个多小时进食 1 次……

胃热消谷，令人善饥，如《灵枢·脉气》云："气盛则身以前皆热，其有余于胃，则消谷善饥，溺色黄。"

消谷善饥，若属胃中热盛，当伴有口渴喜冷、牙龈肿痛、尿黄便秘、舌红脉数等阳热实证。该患者除消谷善饥外，无任何明显热象，同时伴有面浮色黄，疲乏无力，水肿，蜷卧肢冷，不寐，小便少而色清等一派虚寒之象。

局部的胃热消谷与整体的虚寒之象同时出现，互相矛盾，究竟是阳热之象？还是虚寒之证？

如何辨别其病机的寒热真假呢？

首先，从一天昼夜阴阳盛衰来看。

昼属阳，夜属阴。人与天地相应，"日出而作，日落而息"。

白昼阳气旺盛，阳主动，主开泄、主兴奋。在外固护肌表、抗御外邪，在内推动气血津液化生、运行、代谢，促进和激发胃中阳气消化水谷。故人体昼日劳作，一日三餐，以补充劳作所需能量。

夜晚阴气隆盛，阴主静、主闭藏、主抑制。夜晚阳气内敛、潜藏，阳气入阴，人体各种生理功能由兴奋转为抑制。故人体夜晚安静休眠，以养护气血，恢复体力。

该患者若属胃中燥热炽盛，消谷善饥当出现在白昼，而患者则是昼日纳差，入夜消谷善饥，显与常理相悖。

其次，从整体与局部的关系来看：

消谷善饥只是局部的胃热症状，而整体的面黄虚浮、水肿、疲乏无力、蜷卧肢冷、小便色清量少等，则是一派虚寒之象。以整体判断局部，整体多为真，局部常为假。

最后，患者年高体弱，加之长期慢性器质性疾病消耗，人体各种生理功能减退，病势呈现虚弱不足之状态，与消谷善饥的阳热亢奋之症不符。

以上三点，从患者夜晚出现消谷善饥、整体虚寒与局部阳热的矛盾以及患者年龄、体质、久病消耗等因素综合分析，患者阳气虚衰，夜晚阴寒愈盛而阳气愈衰,虚阳不安其宅,躁动不宁,上扰求食。

阳气虚弱,温煦无力,气化失常,则可出现面黄虚浮、水肿、疲乏无力、蜷卧肢冷、小便色清量少等全身性的虚寒之象。

患者消谷善饥,表面观之看似大热,深入辨析则实为大寒,治疗当以四逆辈急救其阳。

病机:脾肾阳虚,真寒假热。

治疗:温补脾肾,纳阳归宅。

方药:四逆汤、理中汤、真武汤、五苓散加减。

处方:

党参 15g	桂枝 15g	干姜 10g	炙甘草 10g
炮附子 20g^(先煎)	云苓 30g	泽泻 30g	川芎 12g
大枣 5 枚	生姜 3 片		

3 剂,水煎服,日 1 剂。

服上方 3 剂后,夜晚进食减少(2 次),嘱其上方继服 5 剂,夜晚已不需进食,白日进食正常。仍有夜晚难寐,昼则欲眠。仍以温补脾肾为法,上方加减继服 10 余剂后,睡眠正常。

此后,以上方加减共服 30 余剂,患者精神、体力明显好转,纳眠正常。透析由原来 1 周 3 次变为 1 周透析 1 次,最好的时候 19 天透析 1 次。

🌑 问题解答

学生:**患者为什么夜间不睡,白天天亮就睡?**

老师:阴血不足,血不养心,心神失养,不能入寐,甚或因阴虚内热而躁扰不宁,以致夜晚入眠困难,或彻夜不能入寐。此为阴虚失眠的特点。

该患者夜不能寐,昼则欲眠,是阳虚失眠的特点,其病机为阳气虚弱、心神不得温养所致。

脾肾阳虚,阴寒内盛,夜晚阴气用事,阴寒益盛而阳气愈虚,阴盛拒阳，既可见虚阳上扰求食的夜晚消谷善饥，亦可见阳不入阴的夜晚不寐。白昼阳气当令，人体虚阳得到天阳资助，心神得以温养，阳气得以入阴，故患者虽夜不能寐，但天亮则欲眠和能够入眠。就像寒冬腊月，天寒地冻，人体处在寒冷环境，只有加厚衣被，近火就热，形体、心神得以温养，方可正常入眠。如《黄帝内经》云："阳气者，精则养神，柔则养筋。"

学生：同样是肾阳虚，为什么干姜附子汤证是"昼日烦躁不得眠，夜而安静"，而本例患者却是"夜不得眠、昼则欲眠"？

老师：干姜附子汤证出自《伤寒论》第61条，"下之后，复发汗，昼日烦躁不得眠，夜而安静，不呕，不渴，无表证，脉沉微，身无大热者"，误用下法、复发其汗，阳气大伤，阴寒内盛，白昼阳气旺盛，虚阳得天阳之助，尚能与阴寒之邪相争，故昼日烦躁，夜晚阴盛，阳气愈虚，虚阳无力与阴寒相争，故其人夜晚安静，但此时的安静与烦躁是相对而言的，是烦躁过后，精神疲惫之极，呈似睡非睡的但欲寐状态，并非安静如常。

本例患者阴寒极盛，阳气虚衰，夜晚阴寒益盛而阳气愈衰，一者阴盛拒阳，虚阳躁动，上扰求食而见夜晚消谷善饥；二者阳不入宅，阳不入阴，心神不得温养，故夜晚难以入寐。昼日阳气旺盛，虚弱的阳气得天之阳气之助，心神、形体得以温养，阴阳一定程度上达到相对平衡，故可昼日欲寐并能够入眠。

干姜附子汤的昼日烦躁、夜而安静与本例患者的夜晚不眠、昼日欲寐虽临床表现有异，但其病机相同，均为阴盛而阳气虚衰，是同一病机的两种不同表现形式，即同证异象。

由此可见，同为阴寒内盛，阳气虚衰，因病症、病程、年龄及体质差异，临床表现各有不同。临床之际，我们要透过现象求本质，拨开迷雾识真相，抓住本质，紧扣病机，以不变应万变，只有如此，才能不被错综繁杂的症状和假象所迷惑。

学生：《伤寒论》云："病人脉数，数为热，当消谷引食，而反吐者，此以发汗，令阳气微，胃气虚，脉乃数也，数为客热，不能消谷，以胃中虚冷，故吐也。"如果是虚热、假热，当不能消谷，本例患者消谷善饥，夜间1小时进食1次，而老师却辨证是虚阳躁动，怎么理解？

老师：胃火炽盛出现消谷善饥，必伴有一派阳热实证，如面红、口干口臭、便秘尿赤、舌红、苔黄、脉来滑数等。

虚寒之证也能导致消谷善饥，病机乃阴寒内盛，胃阳虚躁，上扰求食而消谷善饥。如《伤寒论》第332条："伤寒，始发热六日，厥反九日而利；凡厥利者，当不能食，今反能食者，恐为除中。"

第333条："伤寒，脉迟，六七日，而反与黄芩汤彻其热。脉迟为寒，今与黄芩汤，复除其热，腹中应冷，当不能食，今反能食，此为除中，必死。"

此二条除中证，属阴寒虚证，是阴盛阳衰导致的虚阳躁动，也是阴寒内盛、中气将绝的危证。《聊斋志异·禄数》有这样的描述："逾年，忽病'除中'，食甚多而旋饥，一昼夜十余餐。未及周岁，死矣。"

由上可知，胃实热证与阴盛阳衰导致的虚阳躁动均可出现消谷善饥，但其病机迥异，治疗有天壤之别，一则清解热邪，一则急救回阳，纳阳归宅。若辨识不清，治不得当，患者就有生命危险。

学生：夜间消谷善饥改善后，患者夜不入寐及下肢酸胀不适较为突出，为何后续治疗仍以温阳为主？

老师：阴寒内盛，虚阳躁动，上扰求食则消谷善饥；阴盛拒阳，阳不入阴则夜晚难以入寐；阳虚阴盛，阳气无以温化、温通、温振则夜晚下肢酸胀不适。

以上三症，临床表现虽有不同，但其共同病机均为阴寒内盛，阳气虚衰。因此，病机一致则治法相同，温补阳气，驱散阴寒是其共同和唯一治法。

在温阳散寒的治疗过程中，患者临床症状缓解有先有后。

通过温阳散寒治疗，患者夜晚消谷善饥很快得到缓解，继之而来的是夜不入寐和下肢酸胀不适成为突出的主要矛盾，因其阳虚寒盛的基本病机仍然存在，证不变治亦不变，治需守法守方。

由于紧扣阳虚阴盛的主要病机，自始至终贯彻温阳散寒的基本治疗方法，患者消谷善饥首先缓解，继之夜不入寐及下肢酸胀不适等症消失，而且每周透析次数由治疗前的 3 次减少为每周 1 次，最好的时候每 10 天透析 1 次。患者病情得到较好的改善。

学生：患者以消谷善饥为主诉就诊，治疗后尿量显著增加，透析次数减少，这是什么原因？

老师：患者系糖尿病导致的肾功能不全，中医辨证为脾肾阳虚，阴寒内盛。

因阳虚阴盛，既可见阳虚躁动，上扰求食之消谷善饥；又可因脾肾阳虚，水液代谢失常之小便清长而短少。

通过温阳散寒，不仅消谷善饥消失，而且随着脾肾功能持续改善，水液代谢得以恢复，故患者尿量增加，透析次数明显减少。

四肢发热烧灼难忍，温纳摄阳肢热得除

病情介绍

2022 年某周日下午 4 点许，由儿媳妇陪伴 80 岁婆婆来门诊就医。

患者自诉，全身灼热以四肢明显十余年，热势如火炽，痛苦难耐，夜晚较白昼为重，常测体温均正常。

查验其所服中药处方，多以清热祛湿、滋阴潜降为主，断续服中药十余年，病情无明显改善。

患者因热扰形神俱疲，不堪其苦，伴有面色萎黄，纳差，口眼干涩，腰膝酸困畏寒，夜尿频繁，舌淡红，苔白略腻，脉弦大略紧。

辨证论治

老师：患者年已八旬，但神志清楚，表达清晰。其主观痛苦描述非常清楚，就是一个字"热"。这个"热"，烘热烧灼，痛苦难忍，病程长达十余年，昼夜均觉灼热，夜晚加重。

热势燔灼，难以忍受，若属阳热实证，治当清解火热，火热得解，则诸症得愈；若为湿热内蕴，治当清化湿热，湿热蠲除，则灼热消退；若为阴虚阳亢，治当滋阴潜阳，阴复阳潜，则虚热自已。

患者肢体灼热十余年，迭经清解热邪、清化湿热、滋阴潜阳等中药治疗而无效，说明前医治疗识证不准、辨证有误、用药不当。

患者长达十余年的肢体灼热究竟是什么原因引起的呢？导致肢体灼热的病机又是什么呢？

引起发热或肢体灼热的病机多种多样，除了前述的邪热炽盛、湿热久羁、阴虚阳亢等原因外，脾肾阳虚是否也会导致肢体灼热呢？

患者肢体灼热，但夜晚加重，食凉胃脘不适，足受凉则腹痛、腹泻，腰膝酸困畏寒，胃脘、腰膝得温则舒适，结合其淡红之舌质、白腻之舌苔、弦紧之脉象，皆为阳气不足之虚寒之象。

脾主大腹，主运化、升清，以阳气用事。脾阳不足，运化无权，故纳差，食凉不适；脾之经脉起源于足大趾，足受凉则寒气循经入脾，寒伤脾阳则温煦无权、升清失职，则见腹痛、腹泻。腰为肾之府，肾者主水，腰膝为肾所主，肾阳亏损，温煦、统摄无权，故见腰膝酸困畏寒、夜尿频繁。其舌脉所见，亦为脾肾阳虚，温煦、温化失常所致。

外在表现为肢体灼热难耐，内在表现为脾肾虚寒，内外不一，寒热迥异，互相矛盾。《伤寒论》第11条："病人身大热，反欲得近衣者，热在皮肤，寒在骨髓也；身大寒，反不欲近衣者，寒在皮肤者，热在骨髓也。"

内外寒热症状矛盾，寒热真假难以判断之时，用在内的虚寒不足病机可以解释在外的阳热有余之现象，这是判断真寒假热的重要标准和指征。

本例患者可用脾肾阳虚的病机解释在外的肢体灼热，即在内的阴寒内盛，虚阳浮越于外是导致肢体灼热的原因和病机，是阴寒内盛、逼迫虚阳、格阳于外的"热在皮肤、寒在骨髓"的真寒假热证。

病机：脾肾阳虚，真寒假热。

治法：温补脾肾、纳阳归宅。

处方：理中汤、通脉四逆汤加肉桂、巴戟天、淫羊藿。

党参 10g　　干姜 20g　　炒白术 20g　　炙甘草 9g

黑顺片 30g　　肉桂 12g　　巴戟天 30g　　淫羊藿 30g

5 剂，水煎服，日 1 剂。

服上药 5 剂后，患者肢体灼热、腰膝酸困畏寒减轻，纳食增加，精神、体力好转，小便仍频。以上方加减治疗，共服药 20 余剂。患者肢体灼热十去七八，精神、体力明显好转，后以附子理中丸巩固治疗。

问题解答

学生：此患者为内真寒外假热，主诉和突出的症状是肢体灼热，在外的热象彰显外露，一目了然，而在内的虚寒之象，隐晦内敛，非详细询问则难以查明真相，请老师谈谈有关寒热真假的辨证要点。

老师：临床之际，疾病单纯者少，复杂者多，单纯的热证、实证、虚证、寒证少，病机错综复杂者多。

单纯的疾病病机单一、纯粹，容易辨识、容易治疗，如热者寒之、实者泻之、寒者热之、虚者补之。而复杂的疾病多种病机交织在一起，或寒热错杂、或寒热真假等，临床如辨识不清，则治疗无从下手。

下面谈谈辨识寒热真假的思路和方法。

第一，从内外关系即内外辨证上辨别寒热真假。

有诸外必有诸内。表现在外的现象或症状丰富多样，而本质和病机隐藏在现象或症状的背后。

临床常常遇到寒热表里不一的病症，即在外的火热表象与在内的虚寒病机同时存在。在外、在表的热性症状彰明而突出，往往也是患者就诊的主诉和主要病痛，而虚寒病机隐藏在内在里，常常为患者和医生所忽视。

此类真寒假热的辨析，张仲景给我们提供了宝贵的经验。如《伤寒论》第11条："病人身大热，反欲得近衣者，热在皮肤，寒在骨髓也；身大寒，反不欲近衣者，寒在皮肤者，热在骨髓也。"即在外、在表的寒热现象或症状易假易惑，而患者的喜恶每多真情。临证之际，需要我们由表及里、由此及彼，透过现象探讨本质。

另外，在内的阳热之邪炽盛，也可出现在外的四肢厥逆，如《伤寒论》第350条"伤寒，脉滑而厥者，里有热，白虎汤主之"，此为阳热内盛，阳气不能布达四肢的真热假寒证。

第二，从有余不足辨别寒热真假。

在外、在表的有余之象多假易惑，在内、在里的不足病机多为真相。

如本案患者，外症肢体灼热、烘热难耐，为阳热有余之症，而在内腰膝酸软畏寒、食凉胃痛腹泻、小便清长、夜尿频频等则为脾肾阳虚的不足之象。内在之不足之象与外在的有余之症相较，则不足之症为真，有余之症为假，是内在不足的虚阳外越导致外在有余的肢体灼热。即内在的脾肾阳虚为本、为真，表现在外的肢体灼热为标、为假。

第三，能用内在寒的病机解释在外在表热的症状。

内外寒热症状矛盾，寒热真假难以判断之时，用在内的虚寒不足病机可以解释在外的阳热有余之象，这是判断真寒假热的重要标准和指征。

同理，用在内、在里热的病机解释在外、在表的寒的症状，是判断真热假寒的重要标准和指征。

前者如本例患者可用内在脾肾阳虚，虚阳外越的病机解释外在的肢体灼热症状。后者如《伤寒论》第350条"伤寒，脉滑而厥者，里有热，白虎汤主之"，可用阳热内盛、阳气不能布达的病机，解释在外的四肢厥逆的症状。

胃中灼热喜食冰棍，寒热真假辨析有法

病情介绍

患者王某，女，58岁，2010年7月在家属陪同下前来就诊。

患者向我讲述了她的病情和治疗经过："大夫，我胃里灼热，烧心，像着火似的，每天出现五六次，特别想吃凉的，我家里冰箱堆满了冰棍，觉得胃热必须吃冰棍，每次都要吃十四五根才能好受一些，但还是渴。平时逛街胃热发作，进小卖部吃冰棍，在不确定吃几根的情况下，我和店员说等吃舒服了最后再结账。我吃过不少清热的中草药和中成药，都没有缓解。"

"我还有冠心病、甲状腺功能减退和慢性胃炎，这些都不是问题，大夫您就帮我解决烧心吧，太难受了！"

我看患者面色虚浮萎黄，询问："胃热多久了，身体还有其他部位觉得热吗？"

她说："有4个多月了，手脚心热，后背也灼热。但是我还怕冷，尤其秋冬换季的时候，我比天气预报还准，一变天，立马腰酸困，腿肿胀。"

我又问："睡眠怎么样？大小便如何？"

回答："睡眠不好，有时心慌气短，大便经常不成形，小便正常。"

我查看其舌红胖暗，苔白腻，脉沉弦细缓无力。

辨证论治

老师：患者主诉为胃中灼热，每天发作五六次，每次发作需食十四五根冰棍才能缓解，这是局部症状，若患者整体表现为实热证，口服清热药物病情当有所缓解，但患者4个多月迭进清热之药病情无任何减轻。

这就提示我们，患者整体与局部有相互矛盾之处。

从整体来看：患者面色虚浮萎黄，大便不成形，此为脾阳不足。对季节气候变化尤为敏感，天冷畏寒，腰膝酸困，此为肾阳亏虚。脾肾阳虚不能温化水饮，表现为苔白腻，四肢肿胀。心阳失养，则心慌气短。

有局部之热，又有整体之寒，那么二者之间是什么关系呢，是不是存在真寒假热？

整体脾肾阳虚，阴寒过盛，逼迫胃中浮阳发越于外，因此出现后背和手脚心热。而胃中灼热，喜食冰棍，乃为虚阳躁动，上扰求食寒凉以缓解胃中灼热。

辨证要把握整体，究本求源，当整体与局部相矛盾的时候，整体多为真，局部多为假。

病机：脾肾阳虚，胃阳虚燥。

治法：温补脾肾，摄纳虚阳。

方药：理中汤、桂枝甘草龙骨牡蛎汤、四逆汤加减。

党参 20g　炒白术 30g　　　桂枝 10g　炒山药 30g

川芎 10g　怀牛膝 30g　　　干姜 15g　茯苓 20g

甘草 10g　炮附子 15g～30g^{（先煎）}　肉桂 10g～20g

生姜 3 片　大枣 5 枚

7剂，水煎服，日1剂。

上方加减服药2个月余，患者面色好转，体力增加，口渴喜凉不作（喜热饮食），饮食、二便、睡眠均恢复正常。

其间患者听病友介绍苦参可以改善心律失常，自作主张服用以苦参和海胆为主的偏方，服后当天晚上休克，急送医院，经抢救转危为安。

出院后来诊：面色虚浮蜡黄，疲乏懒言，纳食不下，大便下淡褐色血液，量较多，甚或走路时自动流出，只好穿紧腿裤子，血多时可渗到足面。手足心热，背部灼热较甚，夜重昼轻，畏寒怕冷，舌淡胖红，苔腻，脉沉细缓无力。

病机：脾肾阳虚，统摄无权。

治法：温补脾肾，固涩止血。

方药：理中汤、桃花汤、四逆汤加减。

党参 30g	炮姜 20g	炙甘草 15g
煅龙骨 15g^(先煎)	煅牡蛎 30g^(先煎)	赤石脂 60g
炮附子 30g^(先煎)	炒白术 30g	炒山药 30g
地榆炭 20g	粳米 50g（米熟汤成）	

7 剂，水煎服，日 1 剂。

服上方 7 剂，大便下血基本不作，精神体力转好，纳食增加。仍有下肢乏力，腰酸，眠可。舌淡红，有齿痕，苔白，脉沉细滑缓，继续以温补脾肾善后。

处方：

炙黄芪 20g	炒白术 20g	桂枝 10g	炙甘草 10g
生白芍 20g	炒山药 20g	干姜 10g	煅龙骨 15g^(先煎)
煅牡蛎 15g^(先煎)		川续断 30g	锁阳 20g

7 剂，水煎服，日 1 剂。

上方加减服用 30 余剂，患者已无乏力、腰酸，纳、眠均可，无其他不适。

💡 问题解答

学生：老师，听您讲坎中真阳乃命门真火，若体内阴寒过盛，会格阳于外，而表现为身体属阳部位的灼热，如肢体灼热，后背灼热，甚或手足心热。但该患者却表现胃中灼热，怎么理解？

老师：胃阳是胃气中具有温煦、推动作用的那一部分，相当于釜底之薪，没有胃阳，人体就无法腐熟水谷。

正常情况下，脾肾阳气乃人身之根本，脾肾阳气旺盛，胃阳得以滋养。该患者脾肾阳亏，对胃阳的补充不够，相当于前线战士没有后勤弹药和粮草补给。另一方面，脾胃互为表里，脾阳虚衰，胃失温煦，或饮食寒凉，中阳受损，都会导致脾胃阳虚。当人体被阴寒重重包围，胃中阳气虚浮躁动，会表现为有悖于常的异样亢奋，如胃中灼热，甚或出现消谷善饥，这些都是真寒假热的表现。

学生：《伤寒论》第 11 条："病人身大热，反欲得近衣者，热在皮肤，寒在骨髓也；身大寒，反不欲近衣者，寒在皮肤，热在骨髓也。"该条文指出患者的"欲"与"不欲"是其病机的真实反应，为什么该患者喜冷食不能反映真实的病机？

老师：真寒假热的患者表现为内外寒热矛盾，一般情况下，在外的寒热症状易假易惑，而患者的喜恶每多真情。以此推理的话，喜吃冰棍，应该为热证，但患者还有诸多虚寒之症，寒热相互矛盾，究竟是热证、寒证？抑或是真寒假热？若是真寒假热，用"欲"与"不欲"为什么解释不通？

"欲"与"不欲"，是《伤寒论》第 11 条给我们提供的辨别寒热真假的宝贵经验和方法，但不是判断寒热真假的唯一方法。在竹简刻字的年代，惜字如金，仲景先师不可能写得面面俱到。这就需要我们在面对寒热真假等复杂病情时，除了审察患者的寒热喜恶外，还需从整体和局部、有余和不足等方面，由表及里，由此及彼，透过现象，探求本质。

首先，患者胃中灼热，食大量冰棍后胃中灼热可得暂时缓解，即患者的胃中灼热和喜恶相一致，这是局部肯定局部。

临床上还可见到另一种情况：胃热、烧心却不敢食凉，食凉则胃热加重，或出现一些其他身体不适，如腹胀、腹痛、泄泻等，即局部灼热的症状与患者寒热喜恶不一致，局部的灼热被患者局部的寒热喜恶所否定，这是局部否定局部。

不管局部的寒热喜好对局部之热是肯定还是否定，这些都只是局部表现，可以看作一种表象，要想准确判断病情的寒热真假，必须把局部的寒热症状放到整体中全面考察和综合分析，只有这样才不至于以偏概全，才不会被假象所迷惑。

　　整体和局部是相对而言的，整体由若干个局部组成，整体涵盖局部，局部隶属于整体。患者整体一派虚寒，当局部之热与整体之寒相矛盾时，整体多为真，局部多为假，此为整体否定局部。

　　其次，从有余与不足来辨，临床所见在外阳热有余之症多为假，在内虚寒不足之症多为真。此处有余和不足也是相对而言，阳热有余之症，张扬外显，易知易觉，虚寒不足之症，含蓄内敛，易被忽略。

　　因此，临床上"欲"与"不欲"不能完全反映寒热的真实情况，有时"欲"与"不欲"也会出现假象。就本例患者而言，局部表现为胃中灼热，一日发作数次，每次需食大量冰棍才可暂得缓解，但全身则是一派虚寒之象，局部与整体出现寒热对立和矛盾。

　　再次，从局部与整体的关系来看，整体为真，局部为假。是整体的脾肾阳虚寒盛，逼迫胃中虚阳躁动，患者虽食冰棍可得暂时缓解，但移时胃中灼热复作，其根本原因是真寒假热，胃中虚阳躁动。

　　最后，再从患者服药情况来看，表面看胃中灼热与温热之药寒热互相矛盾，但服用一派温热之药后，患者胃中灼热得到明显缓解直至痊愈，且全身虚寒之象也随之得到明显缓解，这也反证我们对真寒假热的分析和判断是正确的。

　　学生：老师，患者食用苦参、海胆后为什么病情急转直下出现休克和便血？

　　老师：患者出现真寒假热，表明其脾肾阳虚程度之重，虽经治疗，假热症状虽然缓解，阳气在一定程度上有所恢复，但沉寒痼疾，经年累月，脾肾阳虚体质非短时间内能得以纠正，此时顾护阳气仍为当务之急。

　　现代药理研究发现，苦参有抗心律失常的作用。苦参、海胆乃大苦大寒之品，未经医生许可的情况下患者擅自服用，苦寒伤阳，虚阳不堪一击，阳气衰败，虚损欲脱，继发休克。

　　脾肾阳衰，固摄无权，寒湿阻滞，损伤肠络，阴血下溢，故出现下利便血。

　　学生：老师，元阳寄藏于肾中，我们在治疗真寒假热的时候为什么还

要集中火力温脾?

老师：肾为先天之本，脾为后天之本。肾中真阳是人身之元阳，脾阳根于肾阳，而肾阳又依赖于脾阳的温煦培补，二者之间就是这样一种先天和后天相互资生的关系。

脾属土，火生土，肾中命门之火可温煦脾土，因此，治疗太阴脾土虚寒的同时我们要温肾，如四逆辈即是针对此病机。

火可生土，反过来，土能伏火。郑钦安在《医理真传·五行说》中记载："然五行之要在中土，火无土不潜藏。"又云："脾土太弱，不能伏火，火不潜藏，真阳之气外越。"并由此提出了以补土伏火法治疗虚阳外越。

元阳外越，单用辛热温阳补肾，阳虽归舍，但效难持久，而补益脾土，使阳气内守，火得伏藏，则命可永久。

癌症化疗呕吐频繁　中药止呕又可缩瘤

病情介绍

患者张某，女，60 岁，2023 年 8 月 1 日到名师馆找我看诊。患者当天由女儿和先生陪同从山东乘高铁赶过来的，我给她加了号。

患者由家属搀扶进入诊室，看着极度疲乏无力。坐下后患者难受得一直趴在诊桌上说不出话。家属代述病情："我妈妈得的是子宫肉瘤，今年 3 月 8 日做了子宫及附件切除手术，后来又出现了肝、腹盆腔转移。已经完成了 4 次化疗，7 月 27 日刚做的第 5 次化疗。这次化疗反应非常大，她现在主要是纳食不入，恶心嗳气，食入及饮水即吐，腹部胀满疼痛。"

经进一步询问，患者还有食凉胃不适、纳差、小腹痛、腰膝无力怕凉等症状，睡眠、大便尚可。查其舌红、舌苔白，脉寸大、关尺弱。

我见患者非常痛苦，就让患者平躺在诊床上，请针灸科大夫为其进行针刺治疗，针刺取中脘、天枢、足三里、三阴交等穴，留针 30 分钟。针灸后患者又去洗手间呕吐 1 次。

辨证论治

老师：此例患者，西医诊断为子宫肉瘤术后并发肝、腹盆腔转移，但其化疗后出现恶心，进食及饮水即吐，腹部胀满疼痛是其当下主要症状和急需解决的主要矛盾。因此，"急则治其标"，降逆止呕、消胀止痛就成了当前主要治疗法则。

《金匮要略·呕吐哕下利病脉证治》提到"食已即吐者，大黄甘草汤主之"，指出胃肠积热夹浊腐之气上逆可引发呕吐。因火性急迫，故吐势较急，食入即吐。一般来说，食入即吐者多为阳明胃热；朝食暮吐、暮食朝吐者多为太阴脾寒。

患者进食、饮水即吐，舌红，寸脉大，提示其胃热气逆；纳差、食凉不适、腹胀疼痛、舌苔白、关脉弱，为脾阳虚弱，寒凝气滞。

此外，患者还伴有腰膝无力怕凉、小腹痛、尺脉弱等，显系肾阳不足，下焦虚寒。

病机：胃热脾寒，肾阳亏损。

治则：清泄胃热，温补脾肾。

方药：干姜黄芩黄连人参汤、四逆汤加减。

处方：

> 黄芩 12g　黄连 6g　　干姜 12g　法半夏 24g
>
> 小茴香 15g　姜厚朴 15g　附子 15g　紫石英 45g
>
> 7 剂，水煎服，日 1 剂。

8 月 8 日二诊：患者自行步入诊室。患者诉服用中药后效果特别好，服药当日就再没出现过呕吐，腹胀痛消失。现饮食、二便正常，小腹仍有压痛，腰膝仍怕凉。

二诊方药增温补肾阳、理气活血之品。

处方：

> 黄芩 12g　黄连 6g　　干姜 12g　法半夏 24g
>
> 小茴香 15g　姜厚朴 15g　附子 15g　紫石英 45g
>
> 川芎 12g　香附 12g　　杜仲 24g　肉桂 6g
>
> 14 剂，水煎服，日 1 剂。

8 月 22 日三诊：患者步入诊室，动作轻盈，面色较前红润，语言响亮，与初诊时判若两人。患者述服 21 剂中药后，精神、体力明显改善，饮食、二便、睡眠正常，未再出现呕吐腹胀，现头部出汗稍多，小腹仍有压痛。8 月 14 日超声检查提示：与 7 月 24 日检查结果对比，肝内转移灶由 3～4 个减少为 2～3 个；腹盆腔内转移灶，最大者由 5.6cm×6.2cm×8.9cm 缩小为 5.4cm×2.5cm×3.5cm。患者及家属对中药治疗非常满意，希望继续吃中药治疗巩固。

三诊方药酌加散结利水之药：

黄芩 12g	黄连 6g	干姜 12g	法半夏 24g
小茴香 15g	姜厚朴 15g	附子 15g	紫石英 45g
川芎 12g	熟地黄 30g	杜仲 24g	肉桂 6g
泽泻 10g	浙贝母 45g		

14 剂，水煎服，日 1 剂。

后续以上方加减巩固治疗。

问题解答

学生：**患者是子宫肉瘤术后多发转移，化疗后又出现了呕吐、腹胀、纳差等症，恶性肿瘤是原发病，化疗后胃肠道反应是继发病。就标和本而言，原发病为本，继发病为标，您一诊时却是舍本而治标，请问您是怎么考虑的？**

老师：标和本是个相对的概念。一般而言，原发病为本，继发病为标。从"治病求本"的原则出发，应该首先治疗原发病。但中医还有句话叫"急则治其标，缓则治其本"，告诉我们治病还需结合患者病情缓急来考虑治疗的先后顺序。本患者原发病虽是子宫肉瘤多发转移，但经 5 次化疗后出现恶心、纳食不入、饮水即吐、腹胀痛、纳差、极度疲乏，此乃当下最突出的矛盾。

俗话说"人是铁，饭是钢"，《灵枢·五味》曰"谷不入，半日则气衰，一日则气少矣"。脾胃为"为后天之本"，后天的营养来自脾胃，饮食入口，胃纳脾运、胃降脾升、胃润脾燥，脾胃相互协调配合，才能为人体源源不断地输送营养，化生气血，从而维持机体的各种正常生理机能。

患者连续数日水食不进，入口即吐，伴有腹部胀满疼痛，处于极度疲乏状态，治当迅速解决其纳食不入，食即呕吐，腹部胀满疼痛之标病，否则正气更为虚衰，邪气日盛，正虚邪盛，变证丛生，甚或预后不良，危及患者生命。

治以清泄胃热以治标，温脾暖肾以治本，标本同治、正邪兼顾。胃热得除，脾肾得温，升降复常，呕逆得止，饮食得下，气血得化，正气得充，在一定程度上恢复了人体正气的抗邪能力，并为下一步的治疗奠定良好的基础。

学生：从患者的临床症状来看，不能食凉、腰膝无力、怕凉等脾肾虚寒之象很明显，但胃热之象却不太明显，请您讲一讲您判断胃热的依据。

老师：从临床四诊收集到的资料来看，患者的确表现出一派脾肾阳虚之象，如食凉胃不适、纳差、小腹痛、腰膝无力、怕凉等，其胃热或胃热上逆的病机又是从何而来呢？

食入口即吐是本患者呕吐的特点和辨证的眼目。

《伤寒论·辨厥阴病脉证并治》提到"伤寒本自寒下，医复吐下之，寒格，更逆吐下，若食入口即吐，干姜黄芩黄连人参汤主之"，本有脾阳不足的寒性下利，医者反用吐下之法，造成脾寒胃热，寒热格拒。

《医宗金鉴》对该条文进行了分析："《经》曰，格则吐逆。格者，吐逆之病名也。朝食暮吐，脾寒格也；食入即吐，胃热格也。本自寒格，谓其人本自有朝食暮吐之病也……当以理中汤温其太阴，加丁香降其寒逆可也。若食入口即吐，则非寒格，乃热格也，当用干姜、人参安胃，黄连、黄芩降胃火也。"《金匮要略·呕吐哕下利病脉证治》提到"食已即吐者，大黄甘草汤主之"，也指出了胃肠灼热之气上逆可引发呕吐。这两条都明确提出食入口即吐是胃热上逆的主要特点。

火性升散，火性急迫，胃热炽盛，胃失和降，胃气上逆则会出现吐势较急，甚或食入口即吐。观本例患者，一方面饮食入口即吐，寸脉大，显系胃热亢盛，胃气逆于上，另一方面有不能食凉、腹胀、小腹痛、腰膝无力、怕凉等一派虚寒之象。综合分析，该患者的病机当为胃热脾寒，肾阳亏损。

学生：患者服用中药后不但呕吐腹胀消失，转移灶还有明显缩减，可是您前两诊处方中并没有专门消散肿瘤的药，那为什么转移灶能在短时间内明显缩减呢？

老师：中医治疗肿瘤，要针对肿瘤形成的"因"，并不是用白花蛇舌草、半枝莲等现代药理研究有抗肿瘤作用的中药去治疗肿瘤的"果"。《黄帝内经》云"阳化气，阴成形"。若阳气充足，则血液和津液得温而行，周流全身，发挥其滋润五脏六腑的作用；若阳气不足，津血失于温通，则水湿内停酿生痰浊、血行不畅形成瘀血，而痰浊、瘀血凝聚则为有形的癥积肿块。

观本患者处方，虽无消散肿瘤的药物，但方中干姜、附子、紫石英、小茴香等，均为温补脾肾阳气之药，而阳气恢复，发挥温振、温通作用，"离照当空，阴霾自散"，体内的痰浊、瘀血等所形成的癥积肿块自然能够缩小。

学生：《伤寒论》中治疗中焦寒热错杂的方子有半夏泻心汤、甘草泻心汤、生姜泻心汤、干姜黄芩黄连人参汤，这四个方子有什么区别？

老师：这四个方子都针对中焦胃热脾寒之寒热错杂证而设。

三个泻心汤的药物组成基本相同，辛开苦降甘调，均能治疗胃热脾寒所导致的呕、痞、利等症。

半夏泻心汤是基础方，主治胃热脾寒的呕、利、痞，方中黄芩、黄连苦寒清降胃气，干姜、半夏辛热温散脾寒，人参、甘草、大枣甘温补益脾气。

生姜泻心汤为半夏泻心汤减干姜用量，加生姜并重用而成，主要针对胃热脾寒所致的水饮食滞痞。

甘草泻心汤重用炙甘草，主要针对误下后重伤脾胃者。

干姜黄芩黄连人参汤主要治疗胃热脾寒之食入即吐者，方中芩连苦寒清胃热，干姜辛热散脾寒，人参甘温补脾气，同样具有辛开苦降甘调的特点。

以上四方病机基本相同，但同中有异，临床当根据具体病情区别运用。

学生：《伤寒论》中寒热并治的方剂除了前面提到的四方外，还有柴

胡桂枝干姜汤、乌梅丸等，它们在临床应用时如何区别？

老师：《伤寒论》中治疗寒热错杂的方子共有十方。前面提到的四方主要治疗中焦胃热脾寒证。此外还有柴胡桂枝干姜汤、栀子干姜汤、黄连汤、附子泻心汤、乌梅丸、麻黄升麻汤等六方。

柴胡桂枝干姜汤（柴胡、黄芩、桂枝、干姜、天花粉、牡蛎、甘草）适用于少阳胆热、枢机不利兼有太阴脾寒者，症见往来寒热、心烦、但头汗出、胸胁满微结、小便不利、渴而不呕者。

栀子干姜汤（栀子、干姜）适用于上焦有热、中焦有寒而见身热、微烦、呕吐、便溏者。

黄连汤（黄连、干姜、半夏、桂枝、人参、甘草、大枣）适用于胸中有热、脾胃有寒之呕吐、下利者。

附子泻心汤（大黄、黄芩、黄连、附子）适用于中焦有热、下焦阳虚不能护表而心下痞、恶寒汗出者。

乌梅丸（乌梅、黄连、黄柏、细辛、蜀椒、干姜、附子、桂枝、人参、当归）适用于肝胆郁热、脾肾虚寒之得食而呕、静而复时烦、甚则吐蛔者。

麻黄升麻汤（麻黄、升麻、石膏、黄芩、当归、芍药、知母、葳蕤、天冬、桂枝、干姜、茯苓、白术、甘草）适用于表邪内陷、气机不畅、肺热脾寒、阴阳不和出现的手足厥冷、咽喉不利、吐脓血、泄利者。

以上六方作用虽均为寒热并用，但其病机、病位不尽相同，临床需辨证应用。

手足皲裂行路艰难，服药二月竟获全功

病情介绍

这是 2019 年 10 月 21 日我在仲景书院讲课之余，一个学员带来一位来自郑州的患者。

患者男性，年约六旬，因手足皲裂多年而来诊。患者诉手足皲裂多年，每逢寒冷、干燥季节加重。此次因天气逐渐转凉，手足干燥、粗糙、裂口，甚则出血、触痛，行走时疼痛钻心，痛苦万分，严重影响了正常的工作、学习和生活，平素急躁，但头汗出，眠差，喜热食，便溏，溲黄，腰膝畏寒怕冷，会阴潮湿。脉弦细缓。舌象未记录。

辨证论治

老师：手足皲裂是指手足部皮肤干燥和开裂，常常伴有疼痛，严重者会影响日常的生活和工作，是临床常见的一种皮肤疾病。

有诸外必有诸内，任何表现在外的症状必有内在的原因。司外揣内，手足皲裂虽然表现为在外的手足部干燥、开裂甚或疼痛，但其脏腑功能紊乱，阴阳气血失调则是其内在的致病原因。

犹如地表干涸、开裂，可能是因灌溉的渠道堵塞，也可能是炎热干旱，水液不足，还有可能是严寒腊月，天冰地坼。

本患者手足皲裂多年，每逢寒冷、干燥季节加重，喜热食、畏寒、便溏、腰痛怕冷，提示内在脾肾阳气亏虚。

脾阳虚弱，阴寒内生，运化失常，故喜热饮食，食凉不适、大便溏稀；肾阳亏虚，机体失其温煦，则畏寒；肾阳虚弱，不能温养筋骨、腰膝，则腰膝疼痛畏寒。阳气虚弱，失于温化、温振、温通，无以推动血液、津液的运行，手足四末失去血液、津液的正常灌溉和敷布，肌肤失养，故出现手足开裂甚或疼痛。

患者急躁、但头汗出，提示肝胆郁热上扰；肝热与脾湿相合，湿热下注，循肝经至会阴，则见溲黄、会阴潮湿；肝热内扰则眠差；肝热内扰、津血不足，湿浊潴留则脉见弦细而缓。

综上所述，患者主要病机为脾肾阳虚、津血失布，夹有肝胆郁热。治以温补脾肾、和血布津、佐以清泄肝热。

病机：脾肾阳虚，津血不布，夹肝胆郁热。

治法：温补脾肾，和血布津，佐清泄郁热。

处方：

柴胡 15g	黄芩 12g	干姜 9g	生白芍 12g
煅龙骨 30g	炒枣仁 20g	怀牛膝 30g	车前子 30g
炮附子 10g	云苓 30g	当归 15g	仙灵脾 30g

7 剂，水煎服，日 1 剂。

2023 年 5 月患者带女儿来就诊时反馈：服上方 2 个月，症状消失，皲裂痊愈，恢复正常工作和生活，近 4 年一直未复发。

ⓘ 问题解答

学生：老师，您在临证中常见到皮肤病患者，有的是以皮肤损害为主诉就诊，更多的患者则是以内科疾病为主，同时罹患皮肤病。对于兼有皮肤病的情况，您是如何辨内外（里表）关系的？

老师：有诸外必有诸内。临床之际，患者在外的皮肤症状各种各样，五花八门，但其中内在深层次的原因，一定是体内脏腑功能失调，阴阳气血紊乱。

有诸内，必形其外。《灵枢·外揣》云："……夫日月之明，不失其影，水镜之察，不失其形，鼓响之应，不后其声，动摇则应和尽得其情……故远者，司外揣内，近者，司内揣外……"张景岳说："远者主外，近者主内，察其远能知其近，察其内能知其外，病变虽多，莫能蔽吾之明矣。"也就是说，人体内部的病变能够反映在外，通过外部变化就可以测知内脏的疾病；审其内脏的变化，亦可以推测表现在外的症状。

皮肤病虽发于外，实际是体内阴阳平衡紊乱的外在表现，正如著名的中医皮肤科大家赵炳南先生所说：没有内乱，不得外患。因此，要想正确辨识外在皮肤疾病，一定要寻找导致外在皮肤疾患的内在原因。即临床不受分科羁绊，司外揣内，外病求内，从脏腑功能和阴阳气血变化上寻找和把握皮肤疾病内在病因、病机，并给予针对性治疗，只有如此，才能获得较佳的疗效。

如我曾以桂枝芍药知母汤加减治疗一例患有肺癌疼痛伴泛发银屑病患者，患者服药 14 剂后，全身溱溱汗出，不仅疼痛大减，令人惊喜的是罹患多年皮屑也随之消退。

本例患者以皮肤科疾病来诊，手足皲裂为主要临床表现，单从手足皲裂的外在表现，我们无法辨别其内在寒与热、虚与实，但是我们通过详细诊察患者的寒热喜恶，则可判断患者体内脏腑功能和阴阳寒热变化。如患者喜食热食、手足皲裂遇寒加重、腰痛怕冷等，可知患者手足皲裂的内在原因系脾肾阳虚，阳气亏虚，阳气失于温通、温化，津血无以灌溉、营养四末所致。

据此病机，温补脾肾，和血布津；阳气振奋，温通运化，津血得以输布，四末得以营养，坚持服药 2 个月，患者手足皲裂终获痊愈。

学生：老师，对于手足皲裂，大多医家都以养血润肤为法。本例患者您治以温阳利水，服药 2 个月后未再发作，可谓一竟全功。对于治疗手足皲裂，您的思路是什么？

老师：某年国内大旱，西南诸省庄稼绝收，云南三七绝收，水库见底，地表开裂。但同一时期，新疆地区出现冰冻雨雪天气。一边是旱，一边是涝，整体来说，不是水少了，而是水分布出现问题。

本例患者皲裂，同时还有便溏及一派阳虚之症，说明主要病机不是津液亏乏、水液干涸，而是阳气不足，不能温化、温通。阳气不能推动血液、津液运行，津液、血液不能布达四末，四末肌肤失其荣养，因而出现皲裂。

利水不能理解为单纯的通利小便。利水是在温补阳气的前提下，通过阳气的温振、温化、温通作用，使因阳气虚弱而凝滞、停滞、潴留在体内津液、血液恢复其正常运输和布散，营养四末，滋润全身。

通过温补脾肾，使脾肾阳气旺盛，寒凝得解，水湿得运，气血得行，津血得以恢复正常输布，四末肌肤得以津血荣养，从而使患者多年的手足皲裂获得痊愈。

学生：老师，本病治疗以温补脾肾、输布津液为主，方中还加用了补血活血的白芍、当归，是出于什么考虑？

老师：脾肾阳虚，阳气失于温通、温化，津血不能达于四末，手足肌肤失于灌溉、营养是手足皲裂的主要病机，因此，有是证而用是药，温补脾肾，温运津血以达四末是其主要治疗方法。

"气为血之帅，血为气之母。"阳气与阴血，相互依存、相互转化，二者可分不可离。阳气不足，失于温振、温化，不仅可以导致津血的潴留、停滞，也必然导致津血的亏损。

因此，在温振、温化阳气的同时，佐以滋补阴液、养血活血之当归、芍药，一者阳气恢复，化生津血；二者津血充足，为阳气来复奠定物质基础。

如此，阳气旺盛，津血充沛；阳气恢复，温通振奋；津血充足，运行正常，故而四末得养，肌肤得润，手足皲裂得以痊愈。

腹胀头晕双手颤抖，紧扣病机七剂症缓

病情介绍

张某，男，28 岁，中医按摩医师。2016 年 6 月 26 日因腹胀、头晕、手颤前来医院门诊就诊。

患者诉：受凉或精神紧张则腹胀，腹胀则出现头胀、头晕、手颤。平素易紧张胆怯，眠差多梦，睡眠不实，自觉腹热，五心烦热，疲乏无力，食纳多，喜热食，食凉腹胀，腰膝畏凉，大便黏不成形。

视其舌尖红，苔白腻，切其脉沉弦细缓尺弱。既往曾因视物模糊、视野狭窄去医院检查，诊断为视网膜色素变性，未做治疗。

辨证论治

老师：这位患者腹胀，食凉则腹胀加重，喜热食，大便黏不成形，疲乏无力，腰膝怕凉为脾肾阳虚所致；食纳多，自觉腹热，怕热，五心烦热，乃胃阳虚躁、虚阳外散之象；手颤，头晕头胀，眠差多梦，睡眠不实，平素易紧张胆怯，为少阳郁滞、胆失决断、肝风内扰之征。

病机：脾肾阳虚，土壅木郁，中轴失运，虚阳外散。

治则：温补中焦，引阳复位。

方药：四逆汤、理中汤加减。

党参 20g　　炒白术 30g　干姜 15g　　炙甘草 10g

黑附片 10g　煅龙骨 30g　巴戟天 30g　肉桂 12g

7 剂，水煎服，日 1 剂。

7 月 3 日二诊：患者诉服药后手抖已不作，晨起偶有腹胀，腹胀时头晕程度较前减轻，纳食减少，大便成形，精神好转，睡眠较佳，原来手足心热及腹热，现不觉热而反而觉凉。查其舌淡红、苔白腻，切其脉沉弦细缓尺弱。上方加减继服。

处方：

党参 20g　　炒白术 20g　　干姜 20g　　炙甘草 10g

炮附子 15g　煅龙骨 20g　巴戟天 30g　吴茱萸 6g

7 剂，水煎服，日 1 剂。

二诊后，患者未再来诊。

💡 问题解答

学生：这位患者因腹胀、头晕、手颤而就诊。头晕、手颤一般为肝风内动的表现，腹胀也可因肝郁气滞而导致，我们通常会考虑从肝论治，采用疏肝理气、平肝息风之法。您却采用四逆汤、理中汤加减来温补脾肾，请问您是如何考虑的？

老师：这个病例主要涉及肝和脾，先治肝还是先治脾，需要根据病机来确定。

患者临床表现存在两个因果联动关系，我们要予以重视。

一是受凉腹胀。出现腹胀则头晕头胀、手颤、胆怯。为脾阳亏虚，寒湿阻滞，土壅木郁，脾病及肝。提示先有脾阳亏虚，而后脾病及肝，导致肝胆郁滞生风，决断失职。

二是患者精神紧张则腹胀。先有精神紧张，而后出现腹胀，为肝郁乘脾。提示肝胆郁滞，反过来也能影响脾土，导致或加重脾阳亏虚，气机壅滞。

由此看来，二者来路虽然不同，但互相影响，互为因果。

因此，分清主次，明辨标本，是我们辨证和治疗的首要问题。

《四圣心源》指出："厥阴肝木，生于肾水而长于脾土。水土温和，则肝木发荣，木静而风恬。水寒土湿，不能生长木气，则木郁而风生。"

患者平素疲乏无力、喜热食、腰膝畏寒、苔白腻、脉沉弦细缓尺弱，提示脾阳亏虚的同时，亦有肾阳不足，是为脾肾阳虚。

脾肾阳虚，水寒土湿，寒湿壅滞，则木气不畅，而肝胆郁滞，决断失职，则见紧张、胆怯；木郁生风，故手颤、头晕、头胀。

由此可见，脾肾阳虚，寒湿壅滞导致肝胆郁滞，木郁生风，决断失职，而木气壅滞也可导致或加重脾肾阳虚，寒湿郁滞。

就二者关系而言，脾肾阳虚，水寒土湿是始动原因和根本病机，木郁生风，决断失职则为继发病机。

治病必求于本，治当温补脾肾，散寒除湿。脾肾得温，寒湿蠲除，则木郁得舒，疏泄宣畅，内风得息，决断复常。由于辨证治疗准确，患者仅服药 7 剂而头胀、头晕、胆怯及腹胀得以明显缓解。

学生：患者既有腰腿怕凉、喜热食等寒象，也有腹热、身怕热、五心烦热等热象。二者临床表现矛盾，我们该如何辨别其寒热真假？

老师：此患者临床存在寒热不同症状，一是喜食热饮食，食凉不舒，腰膝畏寒，一为食纳多，腹部热，五心烦热，二者互相矛盾，是真寒真热、寒热错杂？抑或是真寒假热、真热假寒？

人体脏腑经络、上下内外是一个有机的整体。从内外关系来看，有诸外必有诸内，内在脏腑功能失调必然反映在外，而外在的症状必定有其内在原因。

反映在外的症状或现象丰富多彩，错综复杂，而内在的病机或原因恒定而隐晦。

现象反映本质，一般情况下，表现在外的现象与内在的本质相一致；但特殊情况下，现象与本质相矛盾，即本质表现出来的现象是假象，假象也是本质的反映，只不过是对本质的歪曲反映。

究其原因，假象的出现源于事物内部矛盾的复杂性。比如，筷子是直的，但在一定条件下筷子可变成弯的，如把筷子放到水中则变成了弯的。由于增加了一个水的因素，筷子就失去了它本来直观的直，变成不能反映筷子真实形状的弯。

本例患者有喜热食、食凉不适、腰膝怕凉等寒象，同时又有身怕热、自觉腹热、五心烦热、食纳多等热象。面对寒热混淆，矛盾交织的症状，需要我们由表及里，由此及彼，透过现象，探讨本质。

患者喜热食、食凉不适、腰腿怕凉，同时伴有疲乏无力、苔白腻、脉沉弦细缓尺弱，提示在内的脾肾阳气亏虚为真、为本；怕热、腹热、五心烦热、食纳多等为假、为标，乃脾肾阳虚，阴盛内盛，虚阳外散、胃阳躁动所致。

患者服药后出现的变化，即由服药前的身怕热变为服药后的热除身反觉凉，显露出脾肾阳虚、阴寒偏盛的真相，也证实了我们对真寒假热的判断。此乃通过温补脾肾，恢复阳气，从而使浮散躁动于外的虚阳得以收纳、归宅。

学生：这位患者还有视网膜色素变性，对于这个病，中医应如何治疗？

老师：视网膜色素变性是一组以进行性感光细胞和视网膜色素上皮功能丧失为共同表现的遗传性、营养不良性、退行性病变。

临床表现主要为夜盲，进行性视野缺损，晚期可因黄斑受累出现中心视力减退。目前西医尚无有效治疗方法，多采用改善视网膜血液循环、营养素、抗氧化剂等，以延缓病情进展。

在中医眼里，没有诸如视网膜色素变性、高血压、糖尿病、冠心病等疾病，西医诊断我们只作参考。我们诊治疾病时不能被西医诊断所束缚，一定要在中医理论指导下，运用中医思维四诊合参，全面诊察，辨证求因，审因论治。

视网膜色素变性根据其临床表现，可归属于中医"视瞻昏渺"的范畴。"肝开窍于目"，肝血充足、疏泄正常是眼目功能正常的必要条件，而肝失疏泄，肝血不足，或肝火上扰均能导致眼目疾病的发生。因此眼目疾病与肝关系非常密切，一般治疗眼目疾病多从肝脏入手。

另一方面，"五脏六腑之精皆上注于目"，说明五脏六腑与眼目也有千丝万缕的联系，也就是说五脏六腑的病变都可以影响到眼目，都可以导致眼目疾病的发生。

一者，五脏六腑疾病均可影响肝脏功能，而肝脏功能失调可直接导致眼目疾病发生。

二者，五脏六腑出现病变，也可导致五脏六腑之精气不能上荣于眼目，从而出现眼目的病变。

因此，我们临床上不能见到眼病就单纯治肝，而应该深入探寻导致眼目疾病发生的内在原因，亦即治疗眼目疾病不离乎肝，又不囿于肝。

如因单纯肝脏原因导致眼目疾病者则以治肝、调肝为主。

若因五脏六腑病变导致肝脏功能失常而出现眼目疾病，或因五脏六腑本身病变导致精气不能上荣而患眼目疾病者，则需详辨眼目疾病产生的内在脏腑病机，从而协调脏腑功能，调整阴阳，补偏救弊，恢复脏腑功能和阴阳平衡，从而达到治疗眼目疾病的目的。

就这位患者来说，因腹胀、头晕、手颤、胆怯而就诊，西医诊断为视网膜色素变性，经辨证分析后确定其主要病机为脾肾阳虚，因脾肾阳虚导致肝木郁滞，又因肝木郁滞导致肝之目窍出现病变，治疗应温补脾肾。待脾肾阳气恢复后，"水土温和，则肝木发荣"，肝目疾病亦可得到治疗。

遗憾的是，这位患者因不适诸症改善而未再复诊。如果患者能坚持服用中药，相信患者的眼目疾病也会得到较好的缓解甚或痊愈。

我以前曾治疗一例患冠心病、慢性胃炎的患者，通过温补脾阳、宣痹通阳，患者冠心病、慢性胃炎明显缓解的同时，患者原有的视网膜黄斑病变明显缩小且几近消失。西医大夫认为此类黄斑病变为退行性病变，每日只能点滴眼药，别无其他药物治疗。本例黄斑病变通过中医治疗后明显缩小，也令西医大夫震惊、惊奇和不可思议。

通过此例患者的治疗，也说明治脾治肾（或调整其他脏腑功能，如调整心肺功能等）就是治肝治目。因为人体上下内外通过经络紧密联结在一起，可分不可离，环环相扣。如果某一环节出问题，五脏六腑、上下内外都可出现问题。只要把出现问题的环节调整好了、捋顺了，那么，与之相联系的症状或病变（如眼目疾病）就能缓解，甚至痊愈。

天疱重症皮肤沉疴，重剂巧配显示奇效

病情介绍

2023 年 7 月 28 日～31 日由北京中医药学会、巴彦淖尔市医学会、北京中医医院内蒙古医院联合主办了国家级继续医学教育项目"中医经典与临证思维高级研修班暨耿建国教授阴阳寒热辨证思维方法研讨会"，我作为主讲人有幸受邀前往内蒙古自治区巴彦淖尔市进行学术报告。会议期间，笔者在北京中医医院内蒙古医院病房会诊了一位重症皮肤病患者。

患者，男性，71 岁，周身起红斑、水疱伴瘙痒 7 月余，曾在当地医院诊断为"天疱疮"，经激素、免疫抑制剂等治疗，病情得到控制，但一经西药减量皮肤病就复发加重，此次因皮疹再发收入院。住院第 6 天，患者新发红斑、水疱增多、瘙痒伴双下肢水肿、夜间突发呼吸困难，病情复杂严重。

患者自述皮疹瘙痒，夜间尤甚；平素怕热，但吹空调易腹泻；下肢困乏；会阴潮湿；大便秘结，三四日未行。有高血压病史、吸烟及饮酒史。

四诊所见：满月脸，形体肥胖，头面汗出多，上半身未着装，全身广泛红斑基础上可见大小不等的水疱、糜烂、渗出、结痂，尤以上半身为著，下肢水肿、困乏，吹空调易腹泻，舌暗胖，苔白，脉沉弦寸脉滑数。

辨证论治

老师：此患者所患大疱性皮肤病，相当于中医"天疱疮""天泡疮""火赤疮"范畴。对此病中医古籍早有记载，如明代《外科正宗》曰："天泡者，乃心火妄动，脾湿随之……"清代《外科心法要诀》曰："火赤疮......初起小如芡实，大如棋子，燎浆水疱......"较详尽地论述了本病病因病机及临床特点。

本患者平素怕热，上半身不喜着衣，周身广泛红斑伴十余个大小水疱，并见糜烂渗出、结痂、瘙痒，时急躁，大便秘结，三四日未解。以上均提示体内有湿热内蕴。

《黄帝内经》云"诸痛痒疮，皆属于心"，心肝火炽，灼伤肌肤则见广泛红斑、瘙痒，心烦急躁；火热炽盛，腹气不通则见大便秘结，数日不行。

患者体胖多湿，加之平日恣食烟酒、厚味，食滞中焦，久之酿化湿热，蕴结于肌肤，可见水疱、糜烂、渗出、会阴潮湿。

然细问病情，其瘙痒，夜间尤甚；吹空调易腹泻，伴下肢困乏、水肿等。提示该患者一方面心肝热炽，其热多在上、在外，另一方面尚有在下、在内的脾阳不足、肾气亏虚的问题。

综上分析，心肝火炽，血热湿蕴是其主要病机，但脾阳不足，肾气亏损也是客观存在。

病机：心肝热炽、湿热蕴结、脾阳不足、肾气亏虚。

治法：清泄郁热、凉血除湿、温补脾肾。

处方：

黄连 45g	黄芩 20g	土茯苓 30g	白鲜皮 20g
炒白术 20g	干姜 6g	防风 6g	生地黄 75g
赤芍 24g	巴戟天 30g	泽泻 30g	仙灵脾 9g

7 剂，水煎服，日 1 剂。

服药一周，患者皮损程度逐渐减轻，大便由原先三四天不解，服药期间两天左右解一次。后将炒白术换成了生白术，大便每日均有。激素用量由原来早 2 片，下午 1 片，逐渐改为下午 3/4 片。此外患者腰腿较前有力，下肢浮肿减轻。两周后皮损干燥、脱痂，疾病基本痊愈出院。

🔅 问题解答

学生：本案患者中您应用了大剂量的黄连和生地黄，您能介绍一下您选药用量的考虑吗？

老师：患者属真热真寒，热重而寒轻，故从药味和药量方面，清热之品当居首位。

黄连，一名王连，其性苦寒，入心、胃经，是清泄心经火热的首选要药。诸热皆炽，唯心火独亢，黄连功擅直折心火，心火得清，则诸火得降。《本草备要》云："黄连入心泻火，镇肝凉血，燥湿开郁，解渴除烦，益肝胆，浓肠胃，消心瘀，止盗汗。"《名医别录》云："黄连，微寒，无毒。主治五藏冷热，久下泄澼、脓血，止消渴、大惊，除水，利骨，调胃，厚肠，益胆，治口疮。"

生地黄，性味甘、苦、寒，具有清热生津、凉血止血之效。张仲景在生地黄的用法上，可谓灵活多变。有直接入药者，如炙甘草汤中，将鲜地黄一斤与他药相合，再入水与清酒同时煎煮；有绞取其汁者，如百合地黄汤中取地黄汁一升与百合共煮；另有蒸取其汁者，如防己地黄汤中先将"防己一分、桂枝三分、防风三分、甘草二分"泡入酒中，渍之一宿，再绞取汁，然后将生地黄二斤放入蒸锅内蒸之。

仲景运用生地黄量也较大，在炙甘草汤中，生地黄的用量约250g（1斤），而在防己地黄汤中，生地黄用量竟达500g（2斤）之多。对于临床血热所致的烦躁、失眠、心悸及皮肤疮痒等病症，大剂量的生地黄具有良好的清热凉血、安神止痒之效。

关于剂量问题。急病大其治，慢病小其治；急性期或慢性病急性发作期大其治，慢性病或疾病缓解期小其治。

就本例患者而言，其形体肥胖，嗜食烟酒，素体阳热偏盛，加之患病后一直依赖西医激素控制病情，助火生热，以至心肝火炽，血热壅盛。

治当重剂直折，方用黄连45g、黄芩20g苦寒清其心肝火热，生地黄75g、赤芍24g甘寒凉其血。对于本例天疱疮火热壅盛、血分炽热的严重病情，非重剂不能起沉疴，若用寻常药量，则药轻病重，药不达量，量不撼病，不仅达不到治疗效果，反而会贻误战机，延误病情。

学生：老师，像这类阳热表现非常突出的患者，您找寒的方法是什么？

老师：用阴阳寒热的辨证思维和方法贯穿疾病诊治的全过程。

"善诊者，察色按脉，先别阴阳……"阴阳辨证是中医学诸多辨证方法的总纲。而寒热辨证是阴阳辨证在临床中的具体体现。正如《黄帝内经》所说："……水火者，阴阳之征兆也……"，即阴阳在自然界中的表现是水火，而寒热则是阴阳在人体病理变化中的具体体现。

火热之性上炎、外散、张扬，如临床常见之发热，烦躁、斑疹、汗出等，其临床症状显而易见，容易辨识，一般不会遗漏。而寒性凝滞、收引，寒邪所致症状隐晦、内敛、深藏而不易显露，常常易被医者忽略。

临床上阳热的症状往往容易获取。如本例患者，红斑、水疱、糜烂、渗出、瘙痒、汗出、急躁易怒、大便秘结等，一派阳热炽盛、血热湿蕴之象显露无遗。

但深入探查发现，患者在阳热症状的同时，尚存在着吹空调腹泻、下肢困乏、水肿等脾肾阳气不足的病机。

患者阳热症状彰显在外、在上，阳虚之症较隐晦地隐藏在内在下，如不深入诊察探寻，则在内在下的脾肾阳虚病机容易忽略遗漏，若忽略患者脾肾阳虚的病机，治疗单纯清热凉血渗湿，则阳热之症未必消除或减轻，反而更加伤伐阳气，不仅不能减轻或缓解病情，甚或导致病情加重。

因此，治疗需扶正祛邪，寒热兼顾，即在清泄阳热的同时，辅以温补脾肾。如此，阳热之邪得以清泄，脾肾阳气得以温补，患者病情得以很好的控制，治疗取得较好的效果。

就本例患者而言，主要体现了阴阳寒热辨证指导下的上病察下、热症找寒的辨证思维方法。

徐灵胎在《医学源流论·表里上下论》指出："夫人身一也，实有表里上下之别焉……身半已（以）上之病，往往近于热，半已（以）下之病，往往近于寒，此其大略。"

上为阳，下为阴。阳热之证，往往有趋上、张扬的特点，多表现为在上在外，彰明而显露；阴寒之证，常常有凝滞、收引的特点，多表现为在下在内，隐晦而内敛。

临证之际，在上、在外的阳热之症显露而不易忽略。如本例患者的斑疹、瘙痒、渗出、急躁易怒等，张扬而显露；而在内、在下的阴寒之症隐晦而容易忽略。如本例患者的吹空调腹泻、下肢酸困、水肿等，凝滞而内敛。临床辨治疾病，当上病求下，热病找寒。在一派阳热之症中，深入寻找在内、在下存在的虚和寒。

只有如此，在辨证上方可辨证准确、不遗漏病机，治疗上才能分清主次、切中病机，取得较好的治疗效果。此为中医整体观念的基础上辨证论治，也是上下两纲辨证的具体运用。

学生：老师，我在临证时对于有红斑、丘疹这类患者用热药的时候多少会有些顾虑，担心"热药助其性"，您如何看待这个问题呢？

老师：有病病当之，无患者受之。

徐灵胎在《医学源流论·治病不必顾忌论》中有一段非常精彩的记述："凡患者或体虚而患实邪，或旧有他病与新病相反，或一人兼患二病。其因又相反，或内外上下各有所病，医者踌躇束手，不敢下药，此乃不知古人制方之道者也。古人用药，惟病是求，药所以制病，有一病则有一药以制之。其人有是病，则其药专至于病所而驱其邪，决不反至无病之处以为祸也。如怯弱之人，本无攻伐之理，若或伤寒而邪入阳明，则仍用硝黄下药，邪去而精气自复；如或怀妊之妇，忽患癥瘕，必用桃仁、大黄以下其瘕，瘀去而胎自安；或老年及久病之人，或宜发散，或宜攻伐，皆不可因其血气之衰而兼用补益……"

这段话提示我们：面对寒热错杂、虚实夹杂的复杂的矛盾病情，医者应辨明寒热、分清主次，热者寒之、寒者热之、虚者补之，扶正祛邪，寒热并用。不能顾忌用寒伤阳、温阳助热、补虚益实、泄实伤正。关键是辨证准确、用药得当。

就这名患者而言，辨证为真热真寒，阳热之症为其主要矛盾，而脾肾阳虚之象也不能忽视。治疗上从整体出发，寒热同用、虚实并调融于一方，使用大剂量清热凉血渗湿药物的同时，温补脾肾阳气。如此，寒热同用，并行不悖；虚实并调，各行其道；药虽同行，互不干扰，而功则各奏。

学生：本案患者经治疗激素用量逐渐减少，在外的热象似有减轻，从巩固病情避免激素用量再次增加的角度出发，日后的调护您如何思考？是否会逐渐增加温补脾肾的治疗强度？

老师：不一定。从治疗层面清热凉血仍是首位，当然这个方子是寒温同调，清热为主，温补为辅，里面包含泻心汤的成分，为什么呢？因为胃热脾寒、中焦不通、升降失常也是上热下寒主要原因之一。

本方中黄连、黄芩清泄热邪，干姜、白术温健脾阳，本质上起到了斡旋中焦，恢复脾胃升降的作用。所以我觉得这个方子继续服用一段时间也是没问题的。

除了辨证准确，坚持服用药物治疗外，患者自身的调护也很重要。如慎起居、避风寒、遵医嘱，此外还需戒烟酒、调饮食、减体重等。只有医患共同努力，患者的疾病才能获得较好的远期疗效。

心慌眩晕肢体振颤，辨识病机缓解病痛

病情介绍

2016 年 9 月 20 日某医院周二上午门诊，本院司机带其家人找我诊病。

患者男性，74 岁，以心慌、头晕 5 个月为主诉前来就诊。

患者平素畏恶风寒，易于感冒，肢体倦怠疲乏，腰膝怕冷，喜热饮食，纳及二便尚可，视患者面色黧暗不泽，舌淡胖，苔白腻，诊其脉沉而紧。

病变特点：遇冷或天气变化则心慌、头晕，伴上肢颤动发作或加重。

既往有高血压病史，现口服西药降压药控制。

辨证论治

老师：患者主要病痛为心慌、头晕，且遇冷或天气变化则心慌、头晕发作或加重，伴有上肢颤动，这里出现了一种典型的因果关系。

即遇冷或天气变化则上述症状发作或加重，遇冷或天气变化为因，心慌、头晕和上肢颤动发作或加重为果。

视其患者面色黧暗不泽，舌淡胖，苔白腻；切其脉沉紧。

肾主水，其色为黑，刘渡舟教授曾指出，面色黑暗为"水色"，病重者甚至可能出现黑斑，刘渡舟教授名之曰"水斑"；舌淡胖、苔白腻亦主痰饮水湿；脉沉紧虽可见于多种病症，但先师仲景在《金匮要略》中曾指出："脉得诸沉，当责有水。""寸口沉而紧，沉为水，紧为寒。"根据面部望诊和脉诊可知，该患者体内有水饮潴留。

患者平素畏风恶寒，易感冒，喜热饮食、腰膝怕冷、肢体倦怠，提示其阳气亏虚，主要表现主脾肾阳虚、卫外不固。

脾肾阳虚，气化无力，则水饮内停；水为阴邪，最易损伤阳气，阻滞气机，二者密切相关，互为因果，其中以脾肾阳虚为主。

脾肾阳虚、水饮内停，清阳外不能温煦肌肤、上不能营养心神、清窍，加之水饮上泛，浸渍筋脉、凌心犯脑，则见颤动、心慌、眩晕，遇寒则阳虚更甚，水饮泛滥肆虐，故上述症状加重。

病机：脾肾阳虚，水饮内停。

治法：温补脾肾，蠲除水饮。

处方：苓桂术甘汤合真武汤加减。

　　　　桂枝15g　炒白术20g　干姜10g　　炙甘草9g

　　　　云苓20g　生黄芪15g　炮附子15g　怀牛膝30g

　　　　泽泻15g　肉桂10g　　生杜仲30g　生白芍9g

　　　　7剂，水煎服，日1剂。

二诊：精神较前佳，头晕发作次数减少，下肢沉困减轻，纳少呃逆，多梦，便不畅，手抖，舌红，苔滑，右脉沉弦滑，左脉沉弦缓乏力。

处方：苓桂术甘汤合真武汤加减。

　　　　党参15g　　桂枝20g　炒白术30g　干姜15g

　　　　云苓30g　　泽泻20g　怀牛膝30g　炮附子20g

　　　　生杜仲30g　肉桂10g

　　　　7剂，水煎服，日1剂。

后以此方化裁，继续服药10余剂，患者血压稳定，心慌、头晕及上肢颤动未再发作。嘱患者口服金匮肾气丸、附子理中丸以巩固疗效。

🔔 问题解答

学生：老师，为什么此患者遇冷或天气变化则上肢颤动、伴心慌、头晕？

老师：患者遇冷或天气变化则上肢颤动、心慌，心慌则头晕，一怎样就怎样，这是一个因果关系。

正常情况下，在人体阳气温煦推动、温镇作用下，津液正常输布、排泄，"饮入于胃，游溢精气，上输于脾，脾气散精，上归于肺，通调水道，下输膀胱"。

若阳气亏虚，失于推动，气化失司，则津液停聚成痰成饮，阳气失于温化、统摄、镇守，水饮上冲、上泛，可致眩晕、心悸，或出现奔豚气。刘渡舟教授指出，气上冲胸有不典型者，"不见明显的气上冲，但依次出现的或胀，或满，或悸，或眩晕等症状，自下而上，一见便知，故也不难辨认为水气上冲之证"。

患者寒冷或天气变化时则出现上肢颤动，伴心慌，心慌则头晕，自下而上，此乃水饮病水气上冲。

患者阳气本虚，水饮内停，寒冷和天气变化等因素是外因，受寒时阳气更为亏虚，阴雨天气时水饮邪气更盛，此时则出现肢体颤动、心慌、头晕发作或加重，这一因果关系提示患者阳气本虚，失于温煦、镇摄，水液失制而上冲。

水饮病发为心悸、肢体颤动、头晕等在《伤寒论》中就有阐述，如第67条："伤寒，若吐、若下后，心下逆满，气上冲胸，起则头眩，脉沉紧，发汗则动经，身为振振摇者，茯苓桂枝白术甘草汤主之。"为伤寒吐、下后损伤阳气，水寒之气上冲而出现头眩、肢体颤动。第82条："太阳病发汗，汗出不解，其人仍发热，心下悸，头眩，身目瞤动，振振欲擗地者，真武汤主之。"此为太阳病过汗伤阳，阳虚无以制水，水邪上泛而致心悸、眩晕等。

综上可知，水饮病虽临床表现不一、症状各异，但往往在人体阳气受损或外界寒湿等邪气较重时发作或加重，此为水饮病的发病特点。

学生：老师，水饮病临床中较为常见，但症状上往往表现各异、变化多端，临床中应如何辨识？

老师：水饮停聚，变动不居，常随人体气机升降而无处不至。仲景先师对此也有诸多论述。如：

"少阴病，二三日不已，至四五日，腹痛，小便不利，四肢沉重疼痛，自下利者，此为有水气。其人或咳，或小便利，或下利，或呕者，真武汤主之。"（《伤寒论》第316条）

心下有支饮，其人苦冒眩。（《金匮要略·痰饮咳嗽病脉证并治》）

膈上病痰，满喘咳吐，发则寒热，背痛腰疼，目泣自出，其人振振身目𥆧剧，必有伏饮。（《金匮要略·痰饮咳嗽病脉证并治》）

水在肾，心下悸。（《金匮要略·痰饮咳嗽病脉证并治》）

夫心下有留饮，其人背寒冷如手大。（《金匮要略·痰饮咳嗽病脉证并治》）

肺饮不弦，但苦喘短气。（《金匮要略·痰饮咳嗽病脉证并治》）

心水者，其身重而少气，不得卧，烦而躁，其人阴肿。（《金匮要略·痰饮咳嗽病脉证并治》）

刘渡舟教授也曾指出水饮病的一些辨证特点，如面色多晦暗、黧黑或鲜泽，为"水色"；面上黑斑显现，为"水斑"；两目周围呈现黑圈，且互相对称，为"水环"；"舌色必淡，因有寒也，苔多水滑，津液凝也，若水湿合邪，则出现白腻之苔，而且较厚"，为"水舌"；脉多偏沉，为"水脉"。除此之外，水饮犯逆，还可见头眩、心悸、咳喘、肢体颤动等。

概括来说，水饮病主要有眩、满、逆（包括呕、悸、咳、喘等）、肿、动、寒等表现。

如水饮凌心则心悸，射肺则作咳作喘，犯胃则呕逆，上犯清窍则冒眩、浸渍筋脉则颤抖、阻滞气机则胀满……水饮病临床症状虽变化多端，但万变不离其宗，其根本原因在于阳气不足，失于温煦、温化、温镇，导致水饮冲逆、浸渍，四处泛滥所致。受寒或天气变化则阳气益虚，阴寒水饮愈加无制，故水饮病多在受寒或天气变化时发作或加重，此为水饮病发作或加重的重要原因，也是临床辨识水饮病的重要依据之一。

学生：老师，肢体震颤、颤动、眩晕等动的表现中医多责之为风，为何水饮病的患者会出现"动风"的表现？

老师：水饮病的患者常出现肢体颤动、眩晕等"动风"的表现，如

"身为振振摇""头眩、身目眴动，振振欲擗地"，而中医认为"诸风掉眩，皆属于肝"。

一般而言，内风的形成与肝的关系最为密切。其原因主要由于阳气过亢，或阴虚不能和阳、肝阳失制、升发过度，出现以眩晕、抽搐、震颤为特征的疾病，临床常见的原因为肝阳化风、热极生风、阴虚生风、血虚生风等。

动风虽然责之于肝，但五脏六腑功能失常，均能影响肝的功能，导致肝脏功能失常出现动风。如肺、脾、肾功能失常，尤其是脾肾阳气亏虚，无以温化、转输，水液内停，成痰成饮，浸渍筋脉，亦会出现肢体颤动、眩晕等肝风内动的表现。如本例患者即是脾肾阳气亏虚，水饮之邪浸渍筋脉、上扰清空所导致的肝风内动。

正如《黄帝内经》所云："五脏六腑皆令人咳，非独肺也。"咳嗽虽为肺宣降功能失职所致，但心、肝、脾、肾及六腑功能失调均可影响及肺，导致肺气宣降失常出现咳嗽，即咳嗽"不止于肺也不离乎肺"。同理，推而言之，举一反三，动风虽然主要是肝脏功能失常所致，但心、脾、肺、肾及六腑病变均能影响肝脏功能导致肝风内动，因此也可以说动风"不离乎肝亦不止于肝"。

目干涩痛腰膝寒凉，六诊服药诸症全消

病情介绍

这是一名 63 岁北京女性患者，因双眼干涩疼痛、目红 2 年余，先后至本市两家著名三甲医院诊治，诊断为干燥综合症，治疗无明显效果，遂于 2013 年 4 月 2 日来诊。

症见：目干涩疼，色红，每天滴眼药水数十次，面黄，喜热食，食凉腹胀，腰膝畏寒，下肢抽筋；小腹时胀，尿频，子宫脱垂。劳累及受凉后目干涩疼痛、腹胀及下肢不适症状均加重。舌淡胖略暗，裂纹，苔白腻，脉弦缓尺弱。

辨证论治

老师：干燥综合症当属于中医学中的白涩症，是眼内干涩不舒的慢性疾病。

肝开窍于目，肝的经脉循行上连目系，肝的精气通于眼目，眼目的视觉功能正常有赖于肝血的滋养。

若肝脏功能异常则会导致眼目疾病的发生。如肝火旺盛上炎于目，出现眼目发红、干涩疼痛、视物不清，或伴有烦躁、口苦、眩晕等症状；若肝之阴血亏少，目窍失养，亦可导致眼目干涩疼痛等。

本例患者被西医诊断为干燥综合症，其主要表现为目红干涩、疼痛，但其同时又有喜热饮食，食凉腹胀，腰膝畏寒，下肢抽筋，小腹时胀，尿频，子宫脱垂等症，提示在上有肝火上炎或阴血亏损，在下有脾阳不足、肾阳亏损，是为上热下寒。

肝之火热上炎于目，同时肝之阴血不荣养于目，则见目干涩疼痛；脾肾阳气亏虚，温煦气化失职，阳气升举无力故见喜热饮食，食凉腹胀，腰腿畏寒，抽搐，小腹时胀，尿频，子宫脱垂等。

舌淡胖略暗，裂纹，苔白腻，脉弦缓尺弱亦为阳气不足，津不上承，血行迟缓，寒湿之邪偏盛之象。

在下的脾肾阳气亏损与在上的目红干涩疼痛之间有着内在的必然联系。

首先，脾肾阳虚，蒸腾气化无力，津液不能上承，一者津液不升则不能滋养目窍，二者水不能升则在上之火热不降。

如此则热不得降，上热者自热；水不得升，下寒者自寒，水火各趋其极，阴阳各走其偏。

其次，劳累及受凉后，则见在上之目干涩疼痛及在下之脾肾阳虚症状加重，提示上热下寒之间存在着因果关系。

劳累及受凉后脾肾阳气益虚，温煦温振无力，水液愈加无力蒸腾气化，水不升腾则火热无制，津不上承则眼目愈加失养，故劳累及受凉后眼目干涩疼痛及脾肾阳虚症状均加重。

综上，本例干燥综合症病机在上为肝火上炎，阴血不足；在下为脾肾阳虚，水不上承。治宜清解肝热，温振脾肾。俾其上热得清，脾肾得温，水升火降，诸症得除。

病机：脾肾阳虚，肝热上扰（兼肝阴亏损）。

治法：温补脾肾，清解肝热。

处方：真武汤、苓桂术甘汤、芍药甘草汤等加减。

炒黄芩 10g　菊花 10g　　炒白术 15g　怀牛膝 30g

干姜 10g　　桂枝 10g　　云苓 20g　　生白芍 30g

肉桂 15g　　生黄芪 20g　炙甘草 20g　仙灵脾 15g

7 剂，水煎服，日 1 剂。

二诊：药后反应：目干涩疼痛明显减轻，滴眼药水由服药前一日数十次减少为每日五六次，腹胀、腰膝畏寒、尿频等症状改善，仍有下肢抽筋，舌脉同上。

处方：

生黄芪 20g　炒黄芩 10g　菊花 10g　炒白术 15g

干姜 10g　　怀牛膝 30g　桂枝 10g　生白芍 50g

仙灵脾 20g　肉桂 20g　　炙甘草 15g

7 剂，水煎服，日 1 剂。

以上方化裁加减，六诊时患者诉目干涩疼、色红等症状完全消失，滴眼液基本不用，下肢寒冷抽搐不作，精神体力恢复如常人。（已可旅游和郊外写生）

⚡ 问题解答

学生：现代医家对于干燥综合症的辨证，大多为肝火上炎于目或肝之阴血不足、目窍失养等，而老师对本例干燥综合症患者辨证为上热下寒、脾肾阳虚，并得到疗效印证，辨证论治的关键在哪里？

老师：人体脏腑经络、上下内外是一个有机的整体，生理上互相联系，病理上互相影响。

临床之中，表现在上或在下的症状常由在下或在上的病变所引起，即在下或在上的病机常常表现为在上或在下的症状。

《神农本草经·序录》说："欲疗病，先察其源，先候病机。"不管何种疾病，必须要找准病机。

如肝肾阴虚、肝阳上亢可导致血压升高，出现头痛、眩晕等症；虚寒肺痿，上虚不能制下，可出现遗尿、小便数等。前者重点在于治下，滋补肝肾之阴，佐以平抑肝阳，而不能头痛医头、头晕治晕；后者重点在于治上，温复阳气，恢复肺之宣降功能，阳气得复，治节有权，则遗尿、小便数自能痊愈。

再如本例患者干燥综合症，在上虽表现为目红、目干涩疼痛等火热上炎或阴液不足之症，但在下则表现为一派脾肾阳虚之象。上下症状寒热对立，相互矛盾。

细究其理，脾肾阳虚、津不上承，目窍失养是其主要矛盾。治疗重在温补脾肾。脾肾得温，阳气振奋，津液蒸腾上承，目窍得以滋养，则干燥综合症得以痊愈。

面对表现在上的症状、病症（多为标、为假），一定重点找寻隐藏在下部的、内在的联系和病机（多为本、为真）；同理，表现在下的症状、病症，亦要找寻隐藏在上部的内在联系和病机。如《金匮要略·肺痿肺痈咳嗽上气病脉证治》虚寒肺痿上虚不能制下导致的小便数、遗尿；《伤寒论》第56条阳明腑实、燥热上扰导致的头痛发热等。

临床之时，常见上下症状寒热对立、虚实矛盾、真假混淆，需要我们用对立统一的辨证思维方法由表及里、由此及彼，透过现象探讨本质，拨开迷雾寻找真相。

概括其上下辨证的思维，即：上病求下、下病求上，具体方法为：热症找寒、实证找虚，通过表（标）象探讨本质，透过现（假）象寻找真相。

即"以所在寒热盛衰而调之……病在上，取之下；病在下，取之上……"（《素问·五常政大论》）。

就本人临床所见，内伤杂病中，阳、热、实症（证）多表现在上（外），阴、虚、寒症（证）多表现在下（内）。

何以然？脾肾位居人体中下之部，为先、后天之本。火性炎上，寒性下趋。脾肾阳虚，无以温煦则为下寒；气化失职、土不伏火，浊阴上逆则为上实；虚热炎上、津不上承则为上热。即所谓五脏之病，穷必及肾（脾）是也。

从这个意义上讲，上下辨证具体运用和方法多为上热求其下寒，上实求其下虚。如此则治疗方向明确，病机清晰，治疗无谬。

学生：老师，八纲辨证有阴阳、表里、寒热、虚实八纲，而您提到上下辨证，这种辨证教科书上没有，相关书籍和文献报道也很少，怎么理解上下辨证呢？

老师：八纲辨证是指表里、寒热、虚实、阴阳八个辨证纲领。八纲辨证是对临床错综复杂的证候进行分析、归纳的基本方法，被誉为"医道之纲领""'辨证论治'的纲领和核心""医中之关键"。

其中表里辨疾病部位之深浅，寒热辨疾病的性质之属性，虚实辨疾病邪正斗争之盛衰，阴阳是统摄其他六纲的总纲，即表、热、实为阳，里、虚、寒为阴。

就生理而言，表里上下为人体生命存在的基本形式，而升降出入为人体生命活动的基本形式，"故非出入，则无以生长壮老矣；非升降，则无以生长化收藏"，"升降出入，无器不有"。

就病理而论，上下升降失和，则百病由生。"出入废则神机化灭，升降息则气立孤危"（《素问·六微旨大论》），"……怒则气上，喜则气缓，悲则气消，恐则气下，寒则气收，炅则气泄，惊则气乱，劳则气耗，思则气结"（《素问·举痛论》），说明造成人体气机的升降失调的各种因素是导致疾病发生的重要原因。

因此，临床在运用表里、寒热、虚实、阴阳八纲辨证之外，还需运用上下辨证以寻找其上下升降之间内在的病机联系，确定疾病定位和病机趋向，从而进行针对性治疗。

病症表现在上者，求之于在下的原因和病机；病症表现在下者，求之于在上的原因和病机。

如表现为在上阳热之症者，寻找其在下之虚寒病机，因在下的阳虚阴盛（肾阳虚衰），可逼火焰上越，治以温振阳气，引火归宅；又如在上之头痛发热，也可由在下的阳明腑实所致，病机乃燥热内结，浊热上扰，治以通腑泄热，热清腑通，则头痛、发热自已；

如在下表现为遗尿或便秘，有时可由在上的肺热或肺气虚寒所导致，因肺热或肺气虚寒，均能使肺之通调水道、下输膀胱之功能失常，此为上虚或上实不能制下故尔。治以清泄肺热或温复肺气，肺热得清或肺气得温，肺之治节复常，则遗尿或便秘可愈。

学生：临床在疾病的辨证过程中，除八纲辨证外，上下辨证也广泛运

175

用于各种疾病的辨治，且非常实用和重要，那么，能否将上下辨证上升到辨证纲领呢？

老师：从理论和临床实践来看，完全可以也应该把上下辨证上升到辨证纲领来看待。上下辨证虽无辨证纲领之名，却有辨证纲领之实。

所谓升者，浮也，由下而上也，包括升发、发散及由里向外之"开"，降者，沉也，由上而下也，包括降泄、和降、通降及由外向里之"合"。

升降主要是指气和气机的升降。升降出入是人体新陈代谢、维持生命活动的基本形式。"故非出入，则无以生长壮老矣；非升降，则无以生长化收藏。"（《素问·六微旨大论》）

"地气上为云，天气下为雨"，云出地气，雨出天气。天地之气，升已而降，降已而升，如环无端。"心肺阳也，随胃气而右降，降则化为阴。肝肾阴也，随脾气而左升，升则化为阳。"（《读医随笔·升降出入论》）

在正常生理状态下，脾之升清，胃之降浊，肝之升发，肺之肃降，肾水之上升，心火之下降，肾之纳气，肺之呼气，均是气机升降出入的具体体现。正如《素问·六微旨大论》曰"升降出入，无器不有"。

其中，脾胃的作用尤为重要："脾胃居中，为上下升降之枢纽。"（《医碥·五脏配五行八卦说》）"水木左升，火金右降，土居中枢，以应四维。""中枢旋转，水木因之左升，火金因之右降。"（《素问释义·玉机真藏论》）

可以说，升降正常是维持正常生理活动的最重要条件之一，也是人体物质生、长、消、亡的具体运动形式和转化条件，每时每刻都在进行着，所谓"生死之机，升降而已。"（《证治汇补》）"升降者，治法之大机也。"（《本草经疏·十剂补遗》）

因此，临床针对气机逆乱、升降失常的病症，我们常常运用药物、针灸、推拿、气功等手段调整气机升降，逆者降之、陷者升之，恢复其升降之常。

具体治法如虚则补之、实则泻之、寒则热之、热则寒之、燥则润之、湿则燥之等，治法虽多，目的均在于调整其升降之逆乱。

上下辨证的价值和作用

1. 指导诊法：临床诊察疾病，病症在上需诊察其下，病在下则需诊察其上。即"上取下取，内取外取，以求其过"（《素问·五常政大论》），"诊有大方，上观下观"，"知上不知下，知先不知后，故治不久，知高知下……万世不殆"（《素问·方盛衰论》）。

2. 察病机、定病位：如"怒则气上……恐则气下。"（《素问·举痛论》）"上气不足，脑为之不满，耳为之苦鸣，头为之苦倾，目为之眩。"（《灵枢·口问》）"清气在下，则生飧泄，浊气在上，则生䐜胀，此阴阳反作，病之逆从也。"（《素问·阴阳应象大论》）"诸厥固泄，皆属于下，诸痿喘呕，皆属于上。"（《素问·至真要大论》）"仓廪不藏者，是门户不要也，水泉不止者，是膀胱不藏也。"（《素问·脉要精微论》）

以上所论，既阐释病机，又确定病位，深刻揭示了上下寒热虚实的内在联系和病理机制。

3. 明确治法：针对上下升降失常，气机逆乱的病症，谨察其病机、病位而调之。

如："高者抑之，下者举之，有余折之，不足补之，适其寒温，同者逆之，逆者从之……"（《素问·至真要大论》）"治上下者，逆之。以所在寒热盛衰调之。故曰上取下取……气反者，病在上取之下，病在下取之上……"（《素问·至真要大论》）

4. 指导用药：根据升降失常的病位、病机，运用方剂和药物的升降浮沉纠正病症的升降之偏，因势利导，引导升降逆乱之气机至顺畅，从而达到治疗疾病的目的。

上下与八纲的关系

1. 上下与阴阳："一阴一阳谓之道，""天下万物皆有阴阳"。按阴阳属性来划分，上为阳，下为阴；升为阳，降为阴。

阴阳是包含一切而又高于一切的，在八纲中统领表里、寒热、虚实六纲，而其他属"子纲"，或者如张景岳所说是"六变"。"六变者，表里寒热虚实也"。

阴和阳、寒和热、虚和实、上和下都是对立制约、互根互用的关系，均处于互为消长、互相转化的动态变化之中。

2.上下与表里：既是纵横，又可分合。

从纵向来看，可分为上、中、下三部；自横向而言，可分为表、里、半表半里三部。

"气有定舍，因处为名，上下中外，分为三员……此邪气之从外入内，从上下也。"（《灵枢·百病始生》）

疾病有上下表里，言表里必言上下，言上下亦必言表里，揭示病势有向内向下和向外向上的对立统一规律。

3.上下与寒热、虚实：如"上寒下热……上热下寒。"（《灵枢·刺节真邪》）如"上实下虚，上虚下实。"（《素问·脉要精微论》）

言寒热、虚实必言上下，言上下也必言寒热、虚实，揭示了疾病的寒热性质、邪正关系和上下病机趋势。

综上，上下与八纲中的表里、寒热、虚实六纲不是隶属关系，是属同一层次的辨证纲领，是既对立又统一关系。言表里寒热虚实必论上下，上下中也有表里、寒热、虚实，上下与表里寒热虚实一样，都统括于阴阳辨证总纲之中，并在一定条件下可互相转化和依存。

上下辨证应提升为辨证纲领

从中医理论和临床实践来看，八纲中表里、寒热、虚实六纲无法取代上下对疾病辨证论治中的定位及病机趋向中的重要位置，上下辨证虽无纲领之名，却有纲领之实。因此，应将上下提高到辨证纲领的地位，这样对中医理论和临床实践都具有重要意义。

概括言之，阴阳为总纲，从宏观整体上去定性；而虚实、寒热、上下、表里作为子纲从不同角度、方位辨析疾病，丰富了中医辨证方法和内容，从而使临床辨证论治更加全面、准确。

儿童遗尿三年有余，中医治疗三周痊愈

病情介绍

洪某，男，10 岁，2018 年 8 月初诊。

主诉遗尿 3 年余，每周遗尿 3～4 次。家长曾携患儿在北京、上海等多家医院就诊，西医检查无器质性病变，发育正常。先后求治于 3 位中医医生，处方皆以补肾填精为主，并配合针灸、理疗等，患儿间断治疗 9 个多月，口服中药近 200 剂，遗尿无明显缓解，少者每周 1～2 次，多者 3～4 次。因担心遗尿，患儿每晚需穿尿不湿，夜晚经常更换尿不湿和被褥。患儿因经常遗尿而有自卑心理，不愿与老师同学交流，学习成绩下降。家长亦因患儿遗尿久治不愈而焦虑失眠。

就诊时症见：患儿食欲旺盛，大便略干 2 日 1 行，小便黄时有异味，间断咳嗽 1 年余，咳吐黄黏痰，咳时胸闷气急，常因吃肉多而咳嗽加重（平时不喜吃水果、蔬菜），急躁易怒，睡眠不实易醒。舌红，苔白腻，脉滑数寸略大。

辨证论治

膀胱的贮尿排尿功能受肾气调控。若肾气虚，膀胱开阖失司，可出现尿频、遗尿、尿潴留等问题。患儿遗尿 3 年，多方求治，前医采用补肾益精治疗却未见效果，提示我们其遗尿非肾虚所致，治疗需另辟蹊径。

儿童"脾常不足"，脾胃消化吸收功能较弱。若饮食偏颇，或暴饮暴食，则可导致食积胃脘、酿生痰热。本例患儿平素喜食肉食，恣食肥甘厚腻之品，超出胃的受纳和脾的运化能力，以致食填中焦，脾胃难以充分消化吸收，久则中焦蕴热生痰。

肺经起于中焦，痰热随经脉上壅于肺，导致肺气宣降失常，故患儿间断出现咳嗽，伴胸闷气急、咳吐黄黏痰。痰热上扰，则睡眠不实易醒。心肝火盛，母子同病，则急躁易怒。肺热下移则大便干燥、溲黄异味。舌红、苔白腻、脉滑数均为痰热内蕴的征象。

概括言之，患儿遗尿乃痰热壅肺、治节无权；肺失宣降、上不制下。

病机：痰热壅肺，肺失宣降，上不制下。

治法：清化痰热、宣畅肺气。

处方：麻杏甘石汤加减。

    生麻黄 6g   生石膏 18g   全瓜蒌 12g   炙甘草 4g

    桔梗 9g   鱼腥草 9g   酒大黄 6g   滑石 15g

    7 剂，水煎服，日 1 剂。

二诊：家长及患儿面带笑容，喜形于色，诉上周睡眠踏实，未出现遗尿，咳嗽基本不作，大便每日 1 次，间有稀便。舌红，苔白腻，脉滑数寸略大。上方去鱼腥草、酒大黄，加杏仁。处方：

    生麻黄 5g   生石膏 15g   全瓜蒌 12g   炙甘草 4g

    桔梗 6g   杏仁 6g   滑石 15g

    7 剂，水煎服，日 1 剂。

患者带药离京返回居住地，1 个月后反馈，服上药 14 剂，其间因外出旅游劳累曾遗尿 1 次，余无不适。

问题解答

学生：一般中医治疗小儿尿床，多考虑从肾论治。前医也多陷入此惯性思维，以补肾益精之法治疗却未见效。我们如何才能避免惯性思维对临床诊病的干扰？

老师：惯性思维的形成，通常是源于我们对书本知识的机械理解，以及临床诊疗过程中对某些经验常识的过度依赖。

　　要打破惯性思维对临床诊疗的干扰，我们应遵循在整体观的前提下进行辨证论治。具体来说，可遵从以下三原则：

　　一是上病治下、下病治上，即在上的疾病寻找在下的病机，在下的疾病寻找在上的病机，这是中医整体观念、整体联系的辨证思维。

　　人体脏腑经络、上下、内外、表里是一个有机的整体，在生理上密切联系，在病理上互相影响。因此，在临证之中，在上出现的症状，其病机可能在下；同理，在下出现的症状，其病机可能在上。

　　如少阴咽痛，症状表现在上，但其病机则为少阴肾阳亏损，阴寒太盛，虚阳循经上扰所致。再如本例遗尿患儿，病症表现在下，但病机则为在上的痰热壅肺、肺失宣降、治节无权、上不制下。

　　因此，临证之中我们见到上部的病症要有意识寻找在下的症结，并针对在下的病机进行正确的治疗；见到下部病症，要重点寻找在上的原因，并对在上的症结进行针对性治疗。只有这样，运用整体观念和整体联系的思维去诊治疾病，才不会陷入"头痛医头，脚痛医脚"的片面、机械思维中。

　　二是从局部症状寻找整体病变基础。人体是一个有机整体，而整体是由两个或两个以上的局部组成的，整体与局部之间以及局部与局部之间在生理上密切相关，病理上互相影响。

　　临证之中，患者常常以某一局部症状前来就诊，以内伤咳嗽为例，咳嗽虽病位在肺，为肺之宣降功能失常所致，但五脏六腑之病变均可影响及肺而导致咳嗽，故《素问·咳论》有"五脏六腑皆能令人咳，非独肺也"之明训。因此，治疗内伤咳嗽不能局限于肺，应当寻找其导致肺失宣降的整体病变原因，若脾虚而母病及子，健运脾土；若肝旺而木火刑金，平肝清热；若肾虚水饮上犯于肺，温肾蠲除水饮等。

　　再如外感内伤均可导致头痛，治疗时需要找出导致头痛的不同原因，并根据其不同的病因给予针对性的治疗。如外感者治以解表、肝阳上亢者平肝潜阳、痰浊上扰者涤痰化浊、血虚者补血、血瘀者活血等。

　　所以，我们在诊治诸如咳嗽、头痛等局部症状之时，不能只囿于这些局部症状，一定要从整体上去分析、寻找导致出现这些局部症状的内在病因病机，并给予正确的治疗，方能取得理想的效果，避免惯性思维对临床诊疗带来的干扰。

学生：这个病例，您从肺来治疗遗尿，用药后患儿遗尿得愈，这背后的医理是什么？

老师：对于小儿遗尿，临床治疗除了考虑肾与膀胱外，还要考虑肺。

《金匮要略·肺痿肺痈咳嗽上气病脉证治》提到"肺痿吐涎沫而不咳者，其人不渴，必遗尿，小便数。所以然者，以上虚不能制下故也"。为什么上虚不能制下？因肺为水之上源而主行水，虚寒肺痿或虚热肺痿，均可引起肺治节功能失常，导致肺气宣降、通调水道、下输膀胱的功能失常而出现尿频、遗尿等问题。

大家都知道，"金破不鸣"和"金实不鸣"均可造成音哑或失声。同样道理，"上虚不能制下"可导致遗尿，"上实不能制下"也可导致遗尿。

本案患儿痰热邪气壅于上，造成肺气郁闭，宣降失常，治节无权，导致下焦行水异常而出现遗尿。通过分析导致遗尿的内在原因，治疗时只需针对该原因，蠲除壅滞于上的痰热，使肺气宣降，治节有权，上能制下，则遗尿可除。

还需强调的是，上虚或上实，均能导致上不能制下而出现遗尿，同样道理，便秘也可由上虚或上实，上不制下，肺之通调水道、下输膀胱功能失常所致。治疗上同样要根据肺之寒、热、虚、实或温阳、或清热、或补虚、或泻实，目的是恢复肺气之宣降、治节功能，而肺之宣降、治节复常，自能通调水道、下输膀胱，则便秘痊愈。

喘憋水肿难以平卧，中药治疗效果良佳

🔵 病情介绍

2020 年 11 月 14 日，一位在北京某社区医院从事中医医疗工作的学生到门诊找我，为其远在山东的父亲代诉求诊。

刘姓患者，男，79 岁。既往风湿性心脏瓣膜病 25 年余，心衰发作过 4 次，7 年前因三度房室传导阻滞、心房纤颤植入了心脏起搏器。近 1 年来频繁出现胸闷气短和内踝水肿。10 月 30 日下午，患者突然出现憋喘，不能平卧，下肢水肿加重，伴胃痛，精神恍惚，被家人送至当地医院 CCU 抢救。

患者到 CCU 后西医检查提示：①风湿性心脏病、二尖瓣重度狭窄、主动脉瓣中度狭窄、心房纤颤、心包积液、心功能四级。②急性冠脉综合征。③肺内感染、胸腔积液。④腹腔积液、轻度肾衰。⑤重度贫血。⑥腰椎间盘突出、椎管狭窄。

经西医对症治疗 10 天，患者症状减轻并于 11 月 9 日出院。但回家后患者仍有胸闷气短，心慌，动则尤甚，不能平卧；急躁易怒，眩晕时作，眠差易醒；下肢内踝及足水肿，按之凹陷，腰膝困乏畏寒；纳食正常，食凉不适，便秘（开塞露辅助排便）。患者女儿出示患者照片，视其面色无华，舌淡水滑，苔薄黄。脉未察。

📖 辨证论治

老师：患者多种慢性器质性疾病集于一身，特别是患有风湿性心脏瓣膜病 25 年余，病史较长，病情逐年加重，多次发生心衰，因三度房室传导阻滞、心房纤颤植入了心脏起搏器。病情复杂且危重，若处理不当或治不及时，随时有生命危险。

目前患者最突出的症状是胸闷憋气，心慌，动则尤甚，不能平卧，相关西医检查提示患者有胸腔积液、心包积液、腹腔积液，结合患者喜热畏寒，腰膝怕冷，下肢内踝及足水肿，按之凹陷，舌淡水滑等，为阳气虚衰，水饮内停。

水饮为患，因何导致？《普济方》载："夫水肿之病，以脾肾两虚，不能制水。"《诸病源候论》云："水病者，肾脾俱虚故也。"《素问·至真要大论》曰："诸湿肿满，皆属于脾。"《素问·水热穴论》曰："肾者，胃之关也。关门不利，故聚水而从其类也。上下溢于皮肤，故为胕肿。"

脾肾阳衰，阳不化阴，水饮内停。水饮上犯下趋，上则心阳痹阻而见胸闷憋气，心慌，动则尤甚，不能平卧，下则温煦蒸化无权，水饮潴留则见下肢内踝及足水肿，按之凹陷，腰膝酸困畏寒等。

脾阳不足，运化升清失常；肾阳亏损，温煦推动无力。二者导致水邪潴留，寒湿壅滞，必然影响肝木升发疏泄，导致土壅木郁，郁而化热。患者急躁易怒，头目眩晕，即为肝胆郁热上扰所致。另外，肝主疏泄，调节气机运行，气机运行不畅，反过来又加重水湿浊邪停滞，二者形成恶性循环。

便秘既可由肝胆热邪内扰导致腑气不通，亦可由脾肾阳虚，推动无力所致。

综上可知，本病属本虚标实，脾肾阳虚，温煦蒸化失职为其本，水饮内停和肝胆郁热是其标。

病机：脾肾阳虚，水气不利，胸阳痹阻，肝胆郁热。

治则：温补脾肾，通阳利水，清解郁热。

方药：四逆汤、理中汤、真武汤、苓桂术甘汤、小柴胡汤加减。

柴胡 12g	黄芩 9g	黄连 9g	桂枝 30g
薤白 30g	干姜 30g	茯苓 60g	泽泻 30g
肉苁蓉 30g	紫石英 90g	炮附子 30g	炒白术 20g

7 剂，水煎服，日 1 剂。

服上药 7 剂，患者精神好转，眠时已能平卧，夜眠安，能在家走动；食量增加，大便 2 ～ 3 日能自行解下，不再需用开塞露辅助；面色较前红润，有笑容，配合拍舌象。

11 月 28 日其女儿前来复诊，经询问患者水肿基本消退，胸闷喘息缓解，小便畅利。遂调整处方：

黄芩 10g	黄连 9g	桂枝 30g	薤白 24g
干姜 30g	茯苓 60g	泽泻 30g	肉苁蓉 30g
锁阳 30g	炒白术 20g	紫石英 90g	炮附子 30g
怀牛膝 90g	仙灵脾 30g		

14 剂，水煎服，日 1 剂。

以上方加减治疗，患者共服药 40 余剂，后患者女儿反馈，患者病情稳定，房颤一直未发作，心律不齐消失。

问题解答

学生：**此患者集多种慢性器质性疾病于一身，病情复杂，入 CCU 后西医予强心、利尿、抗凝、抗炎等多种药物治疗，病情未完全缓解，请教老师如何从中医角度辨证用药？**

老师：当我们面对病情错综复杂的疑难重症，既要参考西医学检查结果，亦不能受西医诊断的束缚，更不能单纯依据西医诊断而治疗用药。需要我们运用中医思维，以阴阳寒热为主线，综合四诊所获取的病情资料，深入分析病情，概括和归纳病机，从而给予针对性治疗。

"善诊者，察色按脉，先别阴阳……"。阴阳可概括一切又高于一切，阴阳辨证是中医学辨证的总纲，中医学所有辨证方法最后都要归结到阴阳上。临证之际，无论病情多么复杂，均可用阴阳辨证确定其证候类型，而阴阳明晰，则辨证无误，治疗不谬。

阴阳在自然界最显著的征象是水火，如"……水火者，阴阳之征兆也"，而阴阳在人体则表现为寒热，因此，辨别病症之寒热就是辨别阴阳。

就本例患者而言，当前突出症状和主要矛盾是胸闷喘憋、心慌、动则尤甚、不能平卧、下肢及足踝水肿，西医诊断为风湿性心脏病、房颤、心功能不全、急性冠脉综合征、肺部感染、轻度肾衰、心包、胸腔及腹腔积液等。面对涉及多个脏器和多个系统的西医诊断和复杂病情，中医如何辨证论治呢？

以阴阳寒热辨证而论，患者存在着明显的脾肾阳气虚衰，温煦蒸化失职，水饮浊邪内停的病机，观其喜热畏寒、腰膝怕冷、下肢内踝及足水肿、按之凹陷、舌淡水滑等症可知。

临床证候错综复杂，除了单纯的寒证、热证、虚证、实证之外，常常表现为寒热兼见、虚实错杂、阴阳混淆。如本例患者除了有脾肾阳气虚衰之虚寒之证外，尚有急躁易怒、头晕目眩之肝胆郁热上扰之热证和实证。

针对此例患者的寒热互见、虚实错杂之证，治当温清并用、虚实同调。方以四逆汤、理中汤、真武汤、苓桂术甘汤温振脾肾阳气，蠲化水饮浊邪；小柴胡汤疏利肝胆，清解郁热。如此，阳气振奋、水饮蠲除；肝胆热消、气机宣畅，病情得到明显缓解，治疗获得较理想的效果。

学生：此患者有常年的顽固性房颤，其家人诉患者喘憋水肿缓解后心律也恢复了正常，药效出乎家人意料，是否说明中医不仅能治疗功能性病变，同时也能治疗器质性病变？

老师：房颤归属于中医学"心悸""怔忡"等范畴。从西医学角度看，房颤属于心律失常中的一种表现，临床大部分房颤患者有器质性心脏病或全身器质性疾病，仅有少部分患者为孤立性房颤。

本例患者就西医诊断来看，病变涉及心（风湿性心脏病、房颤、二尖瓣、主动脉瓣狭窄、心衰、急性冠脉综合征）、肺（肺部感染）、肾（轻度肾衰）、以及重度贫血、心包、胸腔、腹腔积液等，病变涉及心、肺、肾等多个脏器、多个系统，属较严重的器质性疾病。在医院CCU经西医治疗后，病情有所缓解而出院，但患者心律失常，房颤时有发作，伴有胸闷喘憋、心慌、动则尤甚、不能平卧、下肢及足踝水肿，病情复杂且较危重。

　　西医认为患者房颤和心律失常乃心脏瓣膜疾病、心力衰竭、房室传导阻滞所致。中医则从整体观念、整体联系出发，认为其房颤和心律失常除了心脏本身的病变外，更与全身脏腑功能失调有着密不可分的联系，房颤和心律失常是整体病变的一个部分。因此，补偏救弊，调整阴阳，消除或改善影响心脏功能的整体原因，从而达到治疗和改善心脏功能的目的。

　　就中医整体辨证、上下联系而言，患者虽表现为在上胸闷喘憋、心慌（房颤、心律失常），病之部位虽然在心，但其主要病机则为在下的脾肾阳衰，水饮上犯，导致在上之心阳痹阻所致，而土壅木郁，肝热上扰，心脉不畅也是病机之一。因此，温补脾肾、化气利水，同时清解肝之郁热。脾肾阳气温振，水饮浊邪蠲化，肝之郁热得除，从整体层次、从多个角度消除了导致房颤和心律失常的因素，在胸闷喘憋症状缓解的同时，患者心慌（房颤、心律失常）得以消除或减轻。

　　经过治疗，患者房颤、心律虽然消失，但能维持此状态多久尚不能肯定，因为情志、饮食起居、服药疗程等均为其重要的影响因素。

　　说起中医治疗器质性疾病，一位河北承德的中医师介绍他本人治疗 2 例特殊病例让我记忆深刻。一例为西医诊断为动脉夹层，其动脉夹层已深至肾动脉，一旦破裂随时有生命危险。患者突出表现为腹胀、便秘、舌红，苔黄、脉数有力，一派阳明腑实之象，给以大承气汤三剂后，不仅大便通畅、腹满消失，到医院复查其动脉夹层无疤痕性愈合。另一例脑瘤患者，因咳嗽找该医师治疗，给予桑菊饮加减治疗，共服药 10 余剂，复查脑部 CT 显示：脑部肿瘤缩小二分之一。

　　除了治疗器质性病变外，我本人也多次应邀前往 ICU，运用中医药救治危急重症并获得成功，如成功抢救心梗、心衰、休克、昏迷、严重肺部感染（大白肺）、哮喘持续状态、高度水肿、脑梗、脑出血等。

　　可以说，中医不仅能治疗功能性病变，同时也能治疗器质性病变；不仅能治疗单纯性疾病，也能治疗复杂性疾病；不仅能治疗慢性疾病，也同样能救治危急重症。

学生：针对心脏疾病，用方通常专注于治疗上焦、中焦的问题，请问老师为何在一诊重用紫石英，二诊加用大剂量的怀牛膝、仙灵脾？

老师：涉及中医的整体辨证和气机的升降关系。

患者症状虽然以在上（心胸）的胸闷喘憋、心慌、动则尤甚、不能平卧为主，病机虽涉及在上之胸阳不振、郁热上扰；在中焦之脾阳亏损、水湿内停；但其在下之肾阳虚衰，蒸腾气化失司，水饮内停，上凌心胸是导致以上症状最主要的原因和病机。

心肾关系非常密切，生理上肾水上升，心火下降，心肾相互交融，是维持人体正常生理功能的重要条件；在病理上，肾水不升、心火不降，水火各走其偏，阴阳各趋其极，则可导致各种疾病的产生。

就本例患者而言，表现在上（心胸）的胸闷喘憋、心慌、动则尤甚、不能平卧等多为标，而肾阳亏虚，气不化水，水饮凌心、射肺，胸阳痹阻则是其主要的原因和病机。其他如肝胆郁滞，火热上炎，阻闭气机，扰乱心神以及脾虚水停也是其原因之一。

治疗当上、中、下同治，但以治下、治肾、治本为主。温补肾阳，蠲化水饮为主，佐以健脾利水、清解郁热。

一诊处方，治上以黄连、黄芩清解肝胆郁热，桂枝、薤白通阳宣痹；干姜、白术、茯苓、泽泻健脾利水；重在附子、肉苁蓉、紫石英温振肾阳，蠲化水饮。

紫石英乃矿石药物，其性温热，质重下沉，有镇心安神、温肺平喘、温肾助阳之功。《名医别录》载紫石英有"补心气不足，定惊悸，安魂魄"之用；《本草再新》有"定心定神"之说；《本草便读》有"温营血而润养，可通奇脉"的论述。本方重用紫石英，一者与桂枝相伍，安神定悸；二者与附子同用，增强其温振肾阳之力；三者取其重镇下行，领诸药直达病所，更好发挥其温肾治本的作用。

二诊用怀牛膝、仙灵脾，目的仍然是增强其治下、治本、治肾的力量。

本例患者上、中、下俱病，寒热虚实错杂，病情疑难而较重，治疗虽然需全面兼顾，寒热并用，虚实同调，上、中、下兼顾。但以治下、治肾、治本为主。

就本患者而言，本在肾阳虚衰，气化失职，标乃水饮内停，郁热上扰。因此，标本之间，重在治本；寒热互现，重在散寒；上下交病，重在治下；心肾俱病，重在治肾。

妊娠肿块伴有下血，攻补兼施母子得痊

病情介绍

患者 28 岁，怀孕 3 个月，阴道不规则出血 1 个月余，西医给予止血药治疗无效，因无法手术，嘱其绝对卧床休息。

患者父亲焦急万分，邀我上门看诊。因西医嘱其绝对卧床，患者大小便都要在床上解决，遂在其父亲的陪同下进入患者房间为其诊治。

患者自述：曾因外伤受钝物戳击于小腹，小腹部遗留一拳头大小肿物。现怀孕 3 个月，出现阴道不规则出血。视其面黄少泽，舌淡胖，切其脉弦细缓乏力。纳少，二便可。

辨证论治

老师：此患者所患腹部包块，属于中医"癥瘕"的范畴，而妊娠阴道出血亦有"胎漏"之象。《金匮要略·妇人妊娠病脉证并治》曰："妇人宿有癥病，经断未及三月，而得漏下不止，胎动在脐上者，为癥痼害。"《女科经纶》云："妇人之病，有异于丈夫者……多夹血气所成也。此为胞中恶血，久则积成血癥。"

妇科癥瘕为腹中结块之病，硬而不移者属血分，为"癥积"；聚散游移者属气分，为"瘕聚"。此患者之包块由外伤所致，触之质地坚硬不移，乃外伤导致出血，瘀血阻滞所致，是为癥积无疑。

肾为封藏之本，精之处，又为冲任之本，天癸之源，主司生长发育、生殖，《素问·奇病论》云："胞络者，系于肾。"肾为先天之本，内藏元阴元阳，人体正气之源的元气主要由肾中精气所化生，胎儿亦从肾禀受来自父母的先天之精。

脾主运化，为后天之本，气血生化之源，是人体营养物质化生的源泉。脾所化生的后天之精与肾所化生的先天之精相互资生与促进，共同奉养人体。

此患者见孕中下血，为肾失封藏，无以固摄胎元；面黄，纳少，舌淡胖，为脾胃虚弱，运化失常。脾肾亏损，阳气不足，无力鼓动脉行，则见脉弦细缓无力。

综上分析，阴道下血一者责之脾肾不足，固摄无权；二者责之瘀血阻滞，血行不循常道，溢出脉外所致。

病机：脾肾亏虚，血瘀阻滞。

治则：健脾补肾、益气固摄，活血逐瘀。

处方：

1. 饮片处方：

生黄芪 50g　炒山药 30g　杜仲 30g　巴戟天 30g

30 剂，水煎服，日 1 剂。

2. 成药处方：桂枝茯苓胶囊　3 次 / 日 (60 天)

患者断续服药近 3 个月，体力逐渐好转，面色较前红润，纳食增加。于 2012 年初顺产一男婴，随胎盘下一鸭蛋大小肿块。母子平安。

⊙ 问题解答

学生：老师，患者既有小腹癥瘕，同时又有正气不足、出血不止，治疗如果单用攻邪则恐有伤胎之虞，而单纯扶正则不利于血瘀癥瘕，正虚邪实，攻补两难，应该如何治疗呢？

老师：此患者处于妊娠期，小腹部有癥瘕，同时又有阴道出血，脾肾虚弱，胎元不固，对母子安危构成严重威胁。此属西医先兆流产，虽给予其止血药治疗，但仍出血不止，手术又恐伤及胎儿，故嘱其绝对卧床。

患者处于孕育早期，距离预产期至少还有四五个月，这期间包块是否会增大、变性？而出血不止不仅会严重耗损母体阴血，同时也会损伤阳气，阴血不足无以孕育胎儿，阳气不足则无以摄血、无以生血，如此则阴血不足、阳气亏损，阴阳俱虚。此时若被动保胎，不给予正确、积极的治疗，患者很难完成胎儿的正常孕育和顺利生产。

患者脾肾亏损，阳气不足，统摄无权则出血不止，阴血亏损则阳无依附、气随血耗；而血瘀阻滞，脉道不利，血行不循常道，亦可导致出血不止，更加耗散阴血、损伤阳气。如此则正虚邪实，单纯扶正则有碍邪实，一味祛邪则更伤正气。

因此，谨守辨证论治的原则，扶正祛邪、攻补兼施。一方面扶助正气、补益脾肾，而正气得复，则胎元得固；另一方面活血逐瘀，消散癥瘕，消除邪气对胎元的危害，更有益于正气的恢复和胎元的孕育，二者相反相成、相得益彰。

学生：老师，您在治疗此患者时用了桂枝茯苓丸，其说明书多见"孕妇禁用"字样，其药物组成五味中的三味桂枝、牡丹皮、桃仁均为药典明确孕妇慎用药，请问您是如何选择此方药作为主要攻邪之品的呢？

老师：桂枝茯苓丸作为中成药走向医疗市场，又非处方药，人人都能买到，为了避免大部分"非有其证"孕期患者误用伤胎，所以在说明书上才会出现"孕妇禁用"字样，药典所界定的孕妇慎用药亦然。

张仲景在《金匮要略·妇人妊娠病脉证并治》中详细论述了有关妊娠癥积伴出血的临床表现和治疗方法、治疗方药。如"妇人宿有癥病，经断未及三月，而得漏下不止，胎动在脐上者，为癥痼害……所以血不止者，其癥不去故也，当下其癥，桂枝茯苓丸主之"。因腹部有癥积阻滞，影响母体气血运行，不仅阻碍胎儿孕育，甚可导致漏血不止。

治病必求于本。对于因癥积而导致出血之证，治当以桂枝茯苓丸攻癥消积，癥瘕去则血自止，瘀血去而新血生，母体气血恢复正常运行，胎元得新血充养，母健胎全。

桂枝茯苓丸由桂枝、茯苓、牡丹皮、芍药、桃仁5味药组成：牡丹皮、桃仁活血化瘀消癥；白芍养血和血，使新血得生；桂枝温经通脉，既助桃仁祛邪，又协白芍养血和营；茯苓淡渗利湿，益气养心，能利腰脐间血。上五味炼蜜为丸，以缓其峻。全方共奏祛瘀消癥、养血安胎之功。

《金匮要略》特在方后注明服药方法："每日食前服一丸。不知，加至三丸。"

当从小量开始服药，视患者情况审慎渐加，不可贸投峻剂。

学生：老师，如您所讲此病患者虽处孕期，却当用峻剂攻其癥积，那要怎么选方用药才能掌握"衰其大半而止"的尺度，而免于"过者死"呢？

老师：就本例患者而言，既有正气不足、出血不止，同时小腹又有癥积之邪，治当扶正祛邪、攻补兼施。

祛邪以桂枝茯苓丸峻药缓攻，渐消缓散。

《素问·六元正纪大论》云："黄帝问曰：妇人重身，毒之何如？岐伯曰：有故无殒，亦无殒也。帝曰：愿闻其故何谓也？岐伯曰：大积大聚，其可犯也，衰其大半而止，过者死。"这里的"重身"就是指孕妇，"毒之"就是予以峻利药，妊娠癥瘕属邪实之证，非峻猛之药不能除其邪，邪不除则母不安，胎难全。王冰对此注解道："故，谓有大坚，症瘤，痛甚不堪则治以破积愈症之药。无殒，言母必全。亦无殒，言子亦不死也。"

张景岳曾注解道："有是故而用是药，所谓有病则病受之，故孕妇可以无殒，而胎气亦无殒也。身虽孕而有大积大聚，非用毒药不能攻，攻亦无害，故可犯也。"因此，面对癥瘕这一故，则当以"是药"治之。

在攻逐瘀血，消散癥积的同时，给予生黄芪50g、炒山药30g、杜仲30g、巴戟天30g等健脾益肾、扶助正气，如此则邪祛而正气不伤，扶助正气则更有利于祛邪。

李时珍曰："耆，长也。黄耆色黄，为补药之长，故名。"黄芪能补一身之气，又能利水消肿，益血安胎；炒山药补脾养胃，补肾涩精；杜仲补肝肾，强筋骨，安胎元，常用治胎漏欲堕，胎动不安，《本草正》评其"暖子宫，安胎气"；巴戟天温补肾阳，《本草经疏》云："巴戟天性能补助元阳……安五脏，补中增志益气者，是脾、肾二经得所养，而诸虚自愈矣。"

　　患者体质素虚，癥瘕为病日久亦伤正气。脾为后天之本，是气血得以化生的之源。补脾益气，有助于以母之后天益胎之先天；肾为先天之本，肾阳的蒸腾气化推动着人体一切机能活动，肾阳得温则万物生化，五脏得养，温补肾中阳气有助于母体正气的恢复，以母气充实胎气。肾气得充，脾气得健，气血化源充足，则邪去正安，母子康健。

　　总而言之，妊娠病癥积邪实，非峻烈之品不足以去其邪，非邪去不足以安其胎，但若单纯攻邪，恐邪未去而正先伤、胎先堕；单纯止血进补保胎，又恐胎难保而癥积益增。唯有攻补兼施，方能达到攻不伤正，补不碍邪的佳效。

　　总之，在辨证论治原则指导下，正确运用经方，视患者具体病情加减化裁，瘀血阻滞者活血逐瘀，脾肾亏损者补益脾肾，攻补兼施，扶助正气，祛除邪气，以药性之偏纠正人体疾病之偏，达到"有故无殒亦无殒"之目的，从而使患者阴阳气血复归于平衡协调，胎儿得以正常孕育而顺利生产。

面部痤疮久治不愈，调治一月喜得怀孕

病情介绍

患者女，30岁，大学教师，因面部反复痤疮2年余。于2010年7月由朋友介绍来诊。

患者面部痤疮2年余，多于经前发作和加重，经中西医治疗疗效不显。患者面色略黄，月经量少血块，小腹冷痛，腰酸畏寒，喜热食。时急躁。舌红，苔略白腻，脉沉弦细寸数大尺弱。结婚4年一直未孕。

辨证论治

老师：患者为30岁的育龄女性，面部反复长痤疮2年多，经前发作或加重，经期小腹冷痛、血块量少，结婚数年未孕，腰酸畏寒，喜热食。时急躁，舌红，苔薄白，脉寸略滑大关尺弱。

面部痤疮反复发作、时有急躁为肝胆郁热扰于上，而腰酸畏寒、喜热食、痛经量少血块则为脾肾阳虚，寒凝胞宫。热扰于上，寒凝于下，上热下寒，上实下虚，故脉见寸滑大关尺弱。

每逢月经期，肝之阴血欲下泄，阳气无所依附，阴不敛阳，阳热上扰，故经前急躁、面部痤疮发作或加重。

患者未避孕，与配偶同居数年而未孕，应为不孕症。究其原因，脾肾阳虚，温运蒸化无权，加之胞宫寒凝、瘀血阻滞，胞宫无孕育胎儿环境，故不能摄精成孕。

本证邪热在上而虚寒在下，在上之肝胆郁热轻而在下之脾肾阳虚、胞宫虚寒重，治疗重在温补脾肾、暖宫活血，佐以清解肝胆郁热。

病机：肝胆热扰，肾阳亏虚，寒凝胞宫。

治法：清上温下、暖宫活血。

> 炒黄芩 6g　　赤芍 12g　　乌药 10g　　生艾叶 10g
>
> 川芎 15g　　桂枝 6g　　当归 15g　　怀牛膝 20g
>
> 炒山药 20g　炮附子 10g
>
> 7 剂，水煎服，日 1 剂。

方用当归、川芎、赤芍，取四物汤之意，以养血活血；乌药、艾叶、桂枝温经散寒，暖宫止痛；炮附子、怀牛膝温阳散寒，山药健脾补肾生精；少佐炒黄芩以清解在上之肝胆郁热。

以上方为主加减，患者共就诊 3 次，服药近 30 剂，患者面部痤疮消失。患者电话告知，经医院妇科检查已怀孕，夫妻双方及父母欣喜不已，于近日相聚北京庆贺。

问题解答

学生： 患者因面长痘来诊，经过治疗后面痘痊愈，同时有意外的惊喜——怀孕了。面长痘和不孕之间是什么关系？

老师： 面部痤疮属皮肤科疾病，多由热邪为患，如肺胃积热、血热湿盛或肝胆郁热等，导致邪热湿浊郁滞血络、外壅肌肤而发。治疗当清热解毒、活血化湿为主。

不孕症则属妇科疾病范畴。中医认为，肾虚是导致不孕的根本原因，其他如肝郁、痰湿、血瘀、血虚等原因，均可导致不孕。

治疗上，肾阳亏虚者，治以温补肾阳、暖宫散寒；肾阴不足者，治以滋补肾阴、调补冲任；肝气郁结者，治以疏肝解郁，理血调经；胞宫瘀滞者，治以活血祛瘀，行滞调经；痰湿内阻者，治以涤痰化浊，祛湿助孕。

本患者同时有面部痤疮和不孕症，而面部痤疮与不孕症分属两种完全不同的病症。但通过温肾助阳、暖宫活血、佐以清解郁热的治疗方法，患者服药近 30 剂后，不仅痤疮消失，而且患者困惑数年的不孕症也痊愈了。

面部痤疮和不孕症之间在病机上有何内在联系呢？

中医学认为，人体上下内外、脏腑经络之间在生理上密切联系，在病理上互相影响。

从中医整体观念和整体联系来看，一种病因或病机可以导致多个症状或病症的发生，称之为一因多果，二者虽然临床表现不同，但其内在病机相同，即同证异象。

如本例患者，其病机为肾阳不足，胞宫寒凝血瘀，郁热上扰，滞于血络，壅于肌肤则发为痤疮，治以温肾散寒、活血暖宫、佐以清解上热。肾阳得温、宫寒得散、郁热得清，面痘自然得以消除。

同理，肾阳不足、胞寒血瘀，胞宫没有孕育胎儿的内在环境而导致不孕，通过温肾助阳、暖宫活血，胞宫孕育胎儿环境得以改善，自能摄精成孕。

由此可见，面部痤疮和不孕症是同一种病机导致的不同病症。因于下寒，则火热易于上炽、壅滞血络、肌肤，发为痤疮；同样，肾阳不足、宫寒血瘀，胞宫没有孕育胎儿的环境，有如天寒地冻、草木不生，则难以摄精受孕。

综上，患者面部痤疮和不孕症虽属不同病症，但二者存在着内在联系和共同病机，就病因而言，为一种原因导致的不同结果，即一因两果或一因多果，或称之为同证异象；就治则治法而言，二者均治以温肾暖宫、活血散寒，此乃治病求本、异病同治。

学生：老师能否谈谈您治疗不孕症的经验？

老师：有调查显示，我国不孕的发病率在 12.5% ～ 15%，且发病率还在逐年升高。导致不孕症病因错综复杂，治疗难度较大，而不孕症久治不愈，常可影响患者夫妻感情，引起家庭矛盾，严重者导致家庭破裂。因此，不孕症既是妇科常见病、多发病，同时也是妇科疑难病。

就我本人的认识和体会来说，治疗妇科疾病（包括不孕症），除了需照顾女性经、带、胎、产的生理特点外，其辨证论治与内科并无二致。

不孕症既是妇科的一个疾病，同时又是因各种原因导致的一个临床症状。治疗上以阴阳寒热辨证为主线，辨证求因、审因论治，寒温并用、虚实同调。

如本例患者，初诊以面部痤疮为主诉，病机为肝胆郁热上扰、肾阳亏损、宫寒瘀血，治以上清郁热，下温肾阳、暖宫活血，服药近一月，患者不仅痤疮消失，而且不孕症亦随之痊愈。

皮肤科的面部痤疮和妇科的不孕症，二者在临床上分属不同的病症，但因二者之间存在着内在的共同病机，即胞寒瘀血、肾阳不足。病症虽异而病机相同，治当异病同治，温补肾阳、暖宫活血，如此，肾阳得温、宫寒得散、血瘀得除，面部痤疮和不孕症均获痊愈。

2024年1月16日上午，我曾经诊治过的一位患者带其母亲来诊室就诊。患者诉10年前因不孕症找我诊治，治宜补益脾肾、活血除湿之法，共看诊7次，服药49剂，患者不仅不孕症痊愈（孩子现已9岁），而且困惑患者多年的胃痛也随之消失。

本患者就诊时的主诉是不孕症，但在不孕症治愈的同时患者多年胃痛也得到痊愈。说明不孕症与胃痛虽然病症不同、临床表现各异，但二者之间存在着密切联系和共同病机，均为脾肾亏损、湿阻瘀血，而温补脾肾、活血除湿，异病同治，既改善了患者的孕育环境，又解除了导致患者胃痛致病因素，一箭而双雕，毕其功于一役，患者不孕症和胃痛同时均获痊愈。

2023年12月28日，我在北京一所三甲中医院诊治一例不孕症，患者34岁，结婚5年未孕（3次试管婴儿均未成功，已花费人民币十几万元，准备再做第4次试管婴儿），患者形体肥胖、腰痛、痛经、喜热畏寒，情绪抑郁、焦虑，舌暗胖，苔白腻，脉弦滑，病机为脾肾阳虚，痰湿内蕴。治以温补脾肾、涤痰化湿。

患者服药14剂后，出现轻度恶心、厌食等反应，经妇科检查确定患者已怀孕。中药服用仅14剂，困惑患者及家人多年的不孕症痊愈。疗效之快、效果之好，令患者惊喜不已。

究其病机，脾肾亏损，阳气无以温振温化、痰湿浊邪蕴结不解，是导致患者不孕症的主要病机。治疗上不能以单纯的妇科不孕症束缚自己的思维，而是要辨证求因，从整体上寻找导致患者不孕的内在原因，并针对性的遣方用药，从根本上消除影响患者怀孕的病理因素，改善患者的孕育环境，这也是我治疗不孕症的思路、方法和所谓的经验。

　　总之，不孕症与痤疮、胃痛、不寐、痛经等，既是病症，同时又是表现在外的临床症状，而表现在外的病症或症状仅仅是内脏功能失调反映在外的一个信息或信号。因此，临证时不能被这些病症或症状局限我们的思维、迷惑我们的眼睛，而应以阴阳寒热为主线，以不变应万变，深入探讨和找寻隐藏在这些病症或症状背后的内在原因，辨证求因、审因论治，补虚泻实、寒热并调，消除导致不孕症产生的原因、改善患者孕育环境，促使患者摄精成孕。如《景岳全书·妇人规》说："种子之方，本无定轨，因人而药，各有所宜。"治疗不孕症如此，治疗其他病症也是如此。

妊娠呕血病势急迫，五剂血止母女平安

病情介绍

2013 年 10 月 20 日，一位熟识的朋友带其怀孕的女儿前来求诊。

患者女性，31 岁，怀孕 3 月余。患者怀孕 3 个月以来，妊娠反应明显，每日呕吐涎沫时作。患者以为出现妊娠反应很正常，呕吐 3 个月后会自行停止，故 3 个月来坚持未做任何治疗。2 天前夜间突然出现呕血 2 次，约150mL，色淡有血块，不夹涎沫，全家甚为惊恐，遂由父母和爱人陪伴患者来我家求诊。

当时症见：面黄，疲惫，时有呕逆痰涎夹血，急躁易怒，纳食量少，口干喜凉，但食凉则胃痛、腹泻，舌淡红胖，苔薄白腻，脉沉细缓寸滑大。

辨证论治

老师：妇女妊娠期间出现反应很常见，几乎每个怀孕妇女都会出现或轻或重的妊娠反应，如呕吐、厌食、纳差等。但妊娠呕血甚为少见，病情也较为严重。若不及时治疗，不仅会影响正常妊娠和胎儿的发育，严重者危及母子安危。

面对此严重的妊娠呕血，中医如何辨证论治呢？

一者，患者在国外留学数年，留学期间经常暴饮暴食、饥饱失常，以致脾阳不健，运化失职，观其纳食量少，面黄疲惫，食凉则腹泻、腹痛、舌淡胖，苔薄白腻，脉沉细缓可知。

二者，冲脉起于胞宫隶于阳明，肝体阴用阳。孕后阴血下注胞宫以养胎。阴血亏少则冲脉上逆，血失滋养则阳气偏盛，肝木克土则胃气不降。阳热亢盛，肝胃气逆，冲气不降，故见呕吐时作、急躁易怒、口干喜凉，舌红，脉寸部滑大等。

至于呕血，既可由脾阳虚弱、脾不统血所致，亦可由郁热内灼，迫血上逆所致。

患者病机涉及虚寒和热实两端。即阳气亏虚，脾阳不健；肝胃郁热、冲气上逆。

病机：胃（肝）热脾寒，冲气上逆（脾虚不摄，胃热迫血）。

治法：温脾清胃（肝），降逆止血。

方药：半夏泻心汤加减。

党参 15g　　黄芩 10g　　黄连 6g　　法半夏 20g

炮姜炭 15g　炒白术 20g　炒山药 20g　炙甘草 10g

棕榈炭 20g

5 剂，水煎服，日 1 剂。

患者服 3 剂后呕血即止，5 剂后呕吐基本不作。2014 年 4 月 14 日顺产一女婴，母子平安。女儿现已 10 岁，为某省队乒乓球运动员，曾取得全国少年乒乓球比赛第三名。

问题解答

学生：患者妊娠 3 月余，时有呕逆，并突然出现呕血，为什么用辛开苦降之半夏泻心汤加减治疗？

老师：呕血既是一个症状，也是中医血证之一。多由火热迫血上逆所致，其中尤以胃热、肝火过盛，迫血妄行为常见。

黄元御曾谓"血之失于便溺者，太阴之不升也；亡于吐衄者，阳明之不降也"。一般而论，阳热内盛，肝胃郁热，胃气不降，血从上逆，则常见吐血、衄血；太阴虚寒，脾不固摄，血从下溢，则见便血、溺血。但临床也有呕血属于脾虚不能统摄者。前者治以清降，代表方为《金匮要略·惊悸吐血下血胸满瘀血病脉证治》之泻心汤；后者治以温摄，代表方为《金匮要略·惊悸吐血下血胸满瘀血病脉证治》之黄土汤。

本妊娠患者突然呕血，究竟是火热迫血、还是脾虚不摄所致呢？

一方面，患者急躁易怒、口干喜凉、舌红、寸脉滑大，乃阳热上扰、肝胃气逆，火性急迫、逼血上逆，故突然呕血。

另一方面，患者纳少、面黄、疲惫、食凉则腹泻、腹痛、舌淡胖、苔薄白腻、脉沉细缓，显为脾阳亏损、运化失职、统血无权。

综上，患者病机乃胃（肝）热脾寒、寒热错杂、虚实并见。若单纯清降，则更伤脾阳；一味温摄，则更助火热。治当寒热同治、虚实并调，温脾清胃（肝），降逆止血（呕），方以半夏泻心汤加减。

半夏泻心汤出自《伤寒论》第149条，由人参、黄芩、黄连、半夏、炙甘草、干姜、大枣7味药组成，主治胃热脾寒所致的痞证，具有清降胃（肝）热、温脾散寒、辛开苦降、和中止呕之效。

本例患者治以半夏泻心汤加减。方中黄芩、黄连苦寒清泻肝胃郁热，半夏辛温散寒，降逆止呕，以姜炭易干姜、加棕榈炭，温脾阳而增强摄血之力，增炒白术、炒山药，配人参、炙甘草补益脾胃，助其健运。减大枣者，因其味甘滋腻，有碍脾运之故。

诸药合用，辛开苦降，寒热互用，阴阳同调。郁热蠲除，则血不上逆；脾阳健运，则统摄有权。患者仅服药5剂而呕血、呕吐自止。

学生：半夏为妊娠禁忌之品，妊娠呕血、呕吐重用半夏，老师是怎么考虑的？

老师：半夏辛温，有毒，具有燥湿化痰、降逆止呕、消痞散结之功效。因其有毒，恐伤胎元，历代药典将半夏列为妊娠禁忌之药。

所谓半夏之毒，是指药物的偏性。中医治病其实是以药物的偏性来纠正机体之偏。

《素问·六元正纪大论》云："黄帝问曰：妇人重身，毒之何如？岐伯曰：有故无殒，亦无殒。帝曰：愿问其故何谓也？岐伯曰：大积大聚，其可犯也，衰其大半而止，过者死。"原文论述了孕妇患病的用药原则：即妊娠积聚邪实，如非峻烈之品不足以去其邪，非邪去不足以安其胎者，虽用之而无妨母体胎儿，所谓"有病则病当之"，但须掌握衰其大半而止的法度。

妇女妊娠，阴血聚以养胎，冲脉之气上逆，脾运不健，痰湿内生，胃失和降，则见呕吐痰涎，甚或脾阳亏损，统摄无权而见呕血、吐血。此时则需重用半夏（据病情恰当配伍），辛温降逆、燥湿化痰，胃气和降、痰浊蠲化，则呕吐、呕血自止。

如本患者妊娠呕吐、呕血，一为肝胃热扰、胃失和降、迫血上逆；一为脾阳亏损、摄血无权。热迫血逆、阳虚不摄是其本，痰浊内停是其标。故在清热降逆、温阳摄血的同时，重用半夏降逆和胃，祛湿涤痰，如此，热除阳复、痰浊蠲化、胃气和降，则呕吐、呕血自愈。

临证之际，只要辨证准确，有是证而用是药，或根据病情配伍得当，诸如半夏、附子等不仅不会产生不良反应，反而是治病攻邪的良药。如《金匮要略·妇人妊娠病脉证并治》记载"妊娠呕吐不止，干姜人参半夏丸主之"。《金匮要略·痰饮咳嗽病脉证并治》记载"呕家本渴，渴者为欲解，今反不渴……心下有支饮故也，小半夏汤主之"。以上二方，半夏与生姜或干姜相伍，减毒增效，趋利避害。

学生：请教老师炭类药的应用技巧？

老师：炭类中药是中药经炒炭法和煅炭法等制炭方法炮制而成，主要是为加强其止血、止泻作用。

中医文献中关于炭类药物运用的最早记载见于长沙马王堆汉墓出土的《五十二病方》。在"血见黑则止"的理论指导下，炭药从元代开始广泛用于治疗各种出血症。具有代表性的，是出自《十药神书》的十灰散，为治疗下焦出血的名方。

本方在辨证基础上选取两味炭类药止血。干姜经炮制成炭，温热之性未减，而辛散之力降低，既可温中散寒，又可止血、止泻，对于虚寒性出血、泄泻尤为适宜。棕榈制炭后性味苦涩，具有收敛止血的功效，不仅可用于治疗呕血，还可用于先兆流产出血的治疗和预防。

需强调的是：使用炭类药止血仅是治标之法，前贤对出血的治疗有"见血休止血"之说，意在提醒不可滥用炭类固涩，恐有收敛留邪之弊端，必须在辨证前提下，厘清病因病机，辨明寒热虚实，方可正确运用。

目干涩痛口中干渴，上下辨证诸症解除

病情介绍

2013 年 11 月 27 日，一位辽宁的患者来教研室找我看病。

患者女性，50 岁，以双目干涩、疼痛 3 个月余（西医诊为干燥综合症）为主诉来诊。

患者双目干涩、疼痛，口干燥，伴胸闷短气、背凉，腰膝酸软畏寒，右下肢抽掣疼痛，失眠，纳可，食凉不适，便干，尿频，夜尿不畅。舌红胖、苔白，脉寸滑略大尺弱。

既往病史：腰椎间盘突出症（6 年余）、冠心病（5 年余）。

辨证论治

老师：患者双目干涩、疼痛，西医诊断为干燥综合症，中医如何辨证治疗呢？

一般而言，双目干涩、疼痛多为肝热上扰或兼有阴虚，治当清泄肝热或清热兼以养阴。

临床诊治患者应从整体观念出发，从整体联系的角度详细收集病情，四诊合参，从而全面分析，综合判断，方可辨证准确，治疗不谬。

就本患者而言，表现在上的双目干涩、疼痛是其突出和主要的病痛，但其在下则表现为腰膝无力畏寒、右下肢抽掣疼痛、食凉不适、尿频，夜尿不畅等一派虚寒之象。

表面看来，患者在上之热和在下之寒同时并见，寒热对立，相互矛盾，但深究其因，二者有着内在的必然联系和因果关系。

脾主运化，以阳气用事，以升清为特点；肾主水，肾阳是蒸腾水液上行的主要动力。脾阳亏损，运化升清无力，肾阳不足，蒸化水液失司，脾肾阳虚，不能蒸腾水液上承，清窍失去津液的滋润和营养，则见双目干涩、疼痛；脾肾阳虚，温煦无力，统摄无权，开阖不利，则见腰膝酸软畏寒，右下肢抽掣疼痛、喜食热食、尿频、夜尿不畅。

脾肾阳虚，推动无力，可见便干；阳气不足，精不养神则见失眠；心与背部腧穴其气相通，胸阳痹阻，心脉不畅则见胸闷、背凉。舌脉所见，为脾肾阳虚、热浮于上之象。

综上，双目干涩、疼痛等在上之热（或兼阴伤）与在下之虚寒看似矛盾，实者病机一致，二者有着内在的必然联系。因脾肾阳虚，津不上承导致上热，同样因脾肾阳虚，温煦失职，固摄无权导致腰膝无力畏寒，右下肢抽掣疼痛喜食热食，小便频数不畅等。

病机：脾肾阳虚，阳失蒸化，心脉不畅。

治法：温补脾肾，宣畅心脉。

处方：

党参 20g　　炒白术 20g　　川芎 15g　　桂枝 12g

薤白 15g　　炒山药 30g　　怀牛膝 30g　　云苓 20g

肉苁蓉 30g　锁阳 30g　　肉桂 20g　　炮附子 60g(先煎)

生姜 5 片　　蜂蜜 50mL

14 剂，水煎服，日 1 剂。

二诊：患者电话来诊，服上药后，面部除出现少量疹子外，双目干涩疼痛明显减轻，小便通畅，腰膝畏寒、抽掣疼痛及睡眠亦明显改善。嘱上药继服巩固治疗 20 余剂，上述诸症均消失。

💡 问题解答

学生：患者双目干涩、疼痛、舌红、寸脉滑大，热（或兼阴虚）象明显，同时又有腰膝酸软、畏寒等寒象，您治疗上却单以温补脾肾为法，请

谈谈您的思路！

老师：本患者出现双目干涩、疼痛，从表面看，似乎是阳热邪（或兼阴伤）气为患，但其下部反见虚寒之症，二者上下矛盾、寒热迥异。这就需要我们整体联系、全面分析，由表及里、由此及彼；透过现象，探讨本质。

本患者的临床症状很有迷惑性，就双目干涩、疼痛，舌红，寸脉滑略大而言，多见肝胆郁热上扰于目，耗伤津液，上窍失于濡润所致。但其下部的腰膝酸软畏寒、食凉不适、右下肢抽掣疼痛、尿频、夜尿不畅又属明显的虚寒之象，临床表现虽矛盾对立，但二者之间存在着必然的内在联系。

在上的阳热之象（或兼阴虚）与在下的虚寒之症虽然矛盾对立，但不能孤立看待。因人体是一个有机整体，上下统一、内外相谐，牵一发而动全身。因此，临证之际，必须以整体联系的观点，去分析、把握上下寒热之间内在联系，并溯本求源，针对其主要病机给予正确的治疗。

此患者双目干涩、疼痛的同时，患者自述腰膝寒甚，在桑拿间地板热敷腰膝时，需隔几分钟就要换更热的地方温暖腰膝，右下肢抽掣疼痛、热敷减轻，食凉不舒，尿频、夜尿不畅等，一派明显的虚寒之象。

脾肾阳气亏虚，一者水失蒸化，津不上承，在上之清窍失其滋润、营养，津液亏乏则生内热，故见双目干涩、疼痛；二者温煦无权，关门不利，则见腰膝酸困畏寒、右下肢抽掣疼痛、热敷减轻，食凉不舒，尿频、夜尿不畅等。

由此可见，脾肾阳虚、温煦无权、蒸化无力，既是在下（包括脾）虚寒之因，同时也是在上双目干涩、疼痛等阳热之象之本。

因此，温补阳气，恢复脾肾阳气的运化、蒸腾和温煦功能即是治本之法。脾肾阳气恢复，蒸腾气化，水津上承，清窍得以滋养，则双目干涩、疼痛等上热之症得愈；阳气恢复，温煦正常，肾关开阖有度，则腰膝酸困畏寒、下肢抽掣疼痛、尿频不畅等虚寒之症自愈。

另外，从标本、真假来看，在上的阳热之象（或兼阴虚）为标、为假；在下之虚寒之症为本、为真。这就需要我们透过现象（假象）探讨本质，拨开迷雾寻找真相，并针对病机之本、之真进行治疗。

导致本例患者双目干涩、疼痛等虚假之象的根本原因是脾肾阳虚。治病必求于本，所以，温补脾肾即是治本，温补脾肾，促其水津蒸腾上承就是"清热（滋养津液）"。

学生：老师，为何患者服药后会出现面部长疹子的现象？

老师：这种现象在临床中并不少见。这是药物在治疗过程中患者机体出现的一种反应，也是药物中病的一种反应，即瞑眩现象。

"瞑眩"一词，出自《尚书.说命》"药不瞑眩，厥疾弗瘳"，意指患者服药后，若不出现"瞑眩"反应，则药物对疾病很难奏效。反之，药物在治疗过程中出现"瞑眩"反应，则是药物中病，疾病好转之象。

瞑眩现象是疾病在治疗过程中的动象。动者属阳，相对于静止不动、凝滞的疾病状态而言，这是正气振奋、正邪激荡、祛邪外出、由阴转阳（追风祛湿散寒）的佳兆。其特点是在出现瞑眩现象的同时，疾病随之好转直至痊愈。

如本患者在服中药治疗过程中，初期虽面部出现少量皮疹，但其双目干涩、疼痛明显减轻，便通尿畅，腰膝酸困畏寒、下肢抽掣疼痛及睡眠亦明显改善。坚持服药20余剂后，症状完全消失，疾病痊愈。

临床出现"瞑眩"，其症状表现各异，除长疹子外，还可出现诸如胀满、憋闷、瘙痒、湿疹、水肿、疮疡、面色如醉、肢冷如冰、眩晕、呕吐、虫行感等。

对此，《伤寒论》《金匮要略》对药后瞑眩现象均有较详细论述。

如《伤寒论》第230条，服小柴胡汤后之"……上焦得通，津液得下，胃气因和，身濈然汗出而解"。

《伤寒论》第278条，脾阳恢复，推荡积滞下行之"……虽暴烦下利日十余行，必自止。以脾家实，腐秽当去故也"。

《金匮要略》桂枝去桂加白术汤证之"……一服身如痹，半日许再服，三服都尽，其人如冒状，勿怪，即是术、附并走皮中，逐水气，未得除故耳"。

《金匮要略》风湿表虚（防己黄芪汤证）证之"……服后当如虫行皮中，从腰以下如冰，后坐被上，又以一被绕腰以下，温令微汗，瘥"。

《金匮要略》抵当乌头桂枝汤证之"……得一升后，初服二合；不知，即取三合；又不知，复加至五合。其知者，如醉状，得吐者，为中病"等。

总之，瞑眩现象是一种特殊的临床反应和祛邪途径，是在药物作用下患病机体自我调节和自我修复过程。在治疗过程中若出现瞑眩现象，若确认辨证准确、用药无误，则不必惊慌，要有中医的定力和自信，嘱咐患者坚持继续服药，瞑眩现象则会随着病情逐渐好转而自行消失。

学生：老师，患者以"上热"为主诉来就诊，为什么您却专以温补下寒、以热治热？

老师：《黄帝内经》指出：微者逆之，甚者从之。若病情较轻，症状与病机一致，治需逆着症状治疗，如热者寒之、寒者热之、虚者补之、实者泻之，此乃正治之法；反之，如果病情较重，症状与病机不一致甚或相反，如真寒假热、真热假寒；大实有羸状、至虚有盛候等，则需顺其症状治疗，即反治之法，如热因热用，寒因寒用、塞因塞用、通因通用等。

就症状而言，本患者同时存在着阳热之症和虚寒之象等对立矛盾，寒热互呈、真假并见。患者病程较长（冠心病、腰椎间盘突出数年），病情错综复杂，阳热症状与虚寒病机不一致甚或相反。深究其理，患者双目干涩、疼痛等阳热之象为标、主假，脾肾阳虚、温煦失职、蒸化无权所致之虚寒之象为本、为真，即在上之热象是因在下之虚寒所致，证属寒极生热（燥）、阴盛似阳、真寒假热。

治病必求于本。治疗以附子、肉桂、桂枝等辛热燥烈之品，温补脾肾，促其蒸腾，助水上承，以"清降"在上之目窍之热、"滋润"在上目窍之津亏之燥。阳气振奋、温煦有力，则虚寒蠲除；气化复常、水津上承，则上热（燥）自消。是为热因热用、燥因燥用。

小儿发热家长忧愁，两块一毛尽显奇效

病情介绍

安某，1 岁 7 个月，男童。2011 年春节期间感触风寒后出现发热。

症见：发热（39.2℃～40℃），伴恶寒，面黄，纳呆，便干，无咽痛，舌略红，苔稍腻，双手食指风关略紫暗，脉浮细略数。

辨证论治

老师：小儿外感发热是儿童时期的常见病、多发病，多在气候变化、寒热交替、沐浴着凉时发生。

需要特别指出的是：小儿不知饥饱，饮食偏嗜，饥饱失常，常常导致脾胃损伤。而脾胃损伤，运化呆滞，最易外感风寒，触发感冒。正如《幼代发挥》云："脾胃壮实，四肢安宁；脾胃虚弱，百病蜂起"。

《温病条辨》云："小儿初能饮食，见食即爱，不择粗精，不知满足。"《幼幼新书·卷第十四·伤寒》云："衣裳不择于厚薄；或恣情而脱着。"临床常见很多家长唯恐孩子营养不良，无节制喂食各种食物，以致食填中焦、损伤脾胃、运化呆滞，从而引起各种疾病的发生。

就本例患儿而言，春节期间，家长喂食过多过杂，超过了患儿脾胃的运化能力，食滞中焦，损伤脾胃，运化呆滞，抗邪无力，加之调摄不当，外触风寒而发为感冒。

风寒侵袭，卫阳被郁，营卫不和，则见发热、恶寒、双手食指风关略紫暗等；脾胃损伤、运化呆滞，则见面黄、纳呆、便干。

舌脉所见，亦为脾胃运化无力、食滞中焦、外感风寒之象。

综上，患儿系脾胃受损、运化呆滞、风寒袭表、营卫不和，是为内伤外感、相互交病。

病机：脾胃呆滞、运化无力；外触风寒、营卫不和。

治法：温中健脾、散寒解表。

方药：桂枝人参汤加减。

桂枝 4g（后下）　党参 3g　　炒白术 5g　干姜 3g

炙甘草 3g　　　　生姜 1 片　大枣 2 枚

2 剂，水煎服，日 1 剂。

上方服第一煎药后，患儿热势一直不退，其亲属非常着急，向我询问是否马上送医院急诊科治疗，我嘱患者家属继续服药观察，当患儿服完第二煎后，大便黏稠稀水甚多，体温降至 37℃，大约又过半小时后，患儿又拉稀水便约一碗后，发热尽退，胃口大开，索要面条和饼干。上药仅服一剂（药费 2.1 元人民币），疾病痊愈。

🄰 问题解答

学生：患儿外感风寒，症见发热、恶寒，治当辛温解表、驱除外邪，即使兼有纳呆等脾胃不健、纳运失常之症，治疗佐以和中消食之品即可。而您却以温中健脾为主，仅佐以桂枝一味药辛温解表、发散风寒，请谈谈您的治疗思路。

老师：本例患儿系内伤外感、内外合病。即外触风寒、营卫不和；内伤脾胃、运化失常。内伤脾胃、运化失常，既是导致其外触风寒，营卫失调的主要原因，同时也是我们治疗的重点。

这里涉及"内外"关系。内者为中焦脾胃，外者乃腠理营卫。其中脾胃功能是否强健至关重要。因脾胃为后天之本，气血生化之源。脾胃健运，生化有源，则正气充足，营卫调和，抗邪有力；反之脾胃虚弱，化源不足，营卫失调，正气御邪无力，则易感外邪而患病。

对于脾胃不健，外邪侵袭而罹患感冒者，若单纯治以解表，则不仅表邪不解，而且更加损伤脾胃、耗伤正气，正气愈虚而表愈不解，甚或正虚邪陷，酿生变证。此时治当内调脾胃，外散表邪，内外兼顾，表里同治。

本患儿脾阳不足，运化呆滞，加之调护不慎、感触风寒，症见发热、恶寒、面黄、纳呆、便秘等，是为内外合病。治当温阳健脾为主，佐以辛温散寒，祛邪外出。治以温中散寒，以桂枝人参汤加味。

本方以理中汤温健脾阳、促其运化；桂枝后下辛温达表，驱散寒邪；加生姜、大枣者，既助理中汤和中益脾，又可调和营卫，偕桂枝以解表。

如此，脾阳温健、运化正常、风寒得散、表邪自解。而脾阳健运，则枢机运转，升降复常，里气得畅则在表之营卫、腠理皆得宣通，故患儿仅服药两煎（一剂药）而大便通畅、表热尽退，胃口大开而纳运复常。

学生：桂枝人参汤治疗太阴虚寒兼表的"协热而利"，本例患儿则是"协热便干"，二者临床表现不同，为何治疗均用桂枝人参汤？

老师：桂枝人参汤主治太阳病误下而致的太阴脾阳虚寒兼表不解之证。如《伤寒论》第163条云："太阳病，外证未除，而数下之，遂协热而利，利下不止，心下痞硬，表里不解者，桂枝人参汤主之。"因表证未解，症见发热，误下损伤脾阳，则健运失职，升降反常，气机阻滞，浊阴不降，故心下痞硬；清阳不升，则下利不止。所谓"协热下利"，乃指脾阳虚寒夹有表证发热而下利。如此则表里同病、内外皆寒，治当温健脾阳，辛温散寒。

本例患儿与《伤寒论》第163条所述之证病机相同，均为太阴脾阳虚寒兼表证不解，但其临床症状不尽相同。相同者，风寒侵袭，营卫不和，均见发热（伴恶寒等）等症；不同者，一者症见大便干结，一者症见下利不止。二者临床症状不尽相同，但其治疗方法和药物相同，此乃同证异象，治需异病同治。

同证异象是指相同的病机或证候，但其临床表现不尽相同。如本患儿与《伤寒论》第163条的桂枝人参汤证相较，风寒袭表、外感发热之症相同，而太阴脾阳虚寒、中焦运化失常之症迥异。本患儿因饮食过多过杂，以致食填中焦，损伤脾阳，运化推动无力，故见纳食呆滞、大便干结难解等症；桂枝人参汤证则为太阳病误用下法，损伤脾阳，健运失职，升降反常，清阳不升，浊阴不降，故见心下痞硬、泻利不止。

本患儿因饮食不当，损伤脾阳，运化失常，导致正气不足，加之调护不当而外感风寒，是先有脾阳不健而后罹患感冒；桂枝人参汤证为太阳病误下损伤脾阳而表证不解，是先患外感而误下损伤脾阳，二者尽管病因、来路不同，但均属外感内伤，表里同病，殊途同归、同证异象。同在证候、病机，异在症状、表象。

治病必求于本。因二者病机、证候相同，则治则、治法、方药相同，均以温中解表的桂枝人参汤治疗。

桂枝人参汤中人参汤（理中汤）益气健脾、温运中阳；桂枝辛温走表、驱散寒邪。先煎理中，温中健脾之力雄厚，脾气健运，则枢机运转、升降复常；后纳桂枝，辛温锐利，走表透邪，如此，脾气健旺，纳运复常，正气充盛，从而一鼓作气、祛邪外出而疾病痊愈。

桂枝人参汤中并无润肠通便之品，但随着患儿药后排出两次稀水黏便后，病情随之好转并痊愈，表明服用桂枝人参汤后，脾气健运，清升浊降，里气调畅则外气宣通，一窍通则百窍通，表里内外气机通畅，故患儿里和表解热退病愈。

需要指出的是：患儿服药后泻下稀水便，此为脾阳恢复，推荡积滞的佳兆。正如《伤寒论》第278条所云："……虽暴烦下利日十余行，必自止。以脾家实，腐秽当去故也。"因脾阳恢复、健运复常，枢机运转，清升浊降，寒湿浊邪得以排出体外，其特点是泻下的同时病情随之好转。如本患儿服药后泻下两次稀水大便后，胃口大开、发热尽退，疾病随之痊愈。

学生：本案患儿服第一煎药后，热势一直不退，亲属非常着急，并想送医院急诊科治疗。但您坚持让患儿继续服药，患儿服完第二煎药后便通热退病愈，您当时是怎么考虑的？

老师：外感表证，治当解表。方证对应，有服药一剂（或服药一煎者）汗出邪解病愈者，也有药后不汗需连续服药汗出邪解者。如桂枝汤方后注："服已须臾，啜热稀粥一升余，以助药力，温覆令一时许，遍身漐漐微似有汗者益佳，不可令如水流漓，病必不除。若一服汗出病瘥，停后服，不必尽剂……若不汗，更服依前法。又不汗，后服小促其间，半日许令三服尽。若病重者，一日一夜服，周时观之。服一剂尽，病症犹在者，更作服……"。

太阳中风证，方以桂枝汤治疗，药后啜热稀粥、加衣被温覆，益胃气助卫阳，若不汗出则连续服药，直至汗出邪解病愈。

本患儿脾阳损伤，运化无权，调摄不当，外感风寒，是为内伤外感，治当表里同治，扶正祛邪。温补脾阳，促其运化；辛温散寒，祛邪外出。服桂枝人参汤一煎后，患儿排稀水便一次，热势下降至37℃左右，服一煎而见初效，效不更方，治当趁势而为，紧锣密鼓，一鼓作气，务冀脾运复常、外邪尽解。结果证明，二煎服后，患儿再次排出稀水黏便后，发热完全消退，胃纳恢复正常而疾病痊愈。

临证之时，常见"效不更方"，即患者服药后病情、症状减轻，治疗需守法守方继续服药。如本例患儿服桂枝人参汤一煎后热势虽有减退，但表证尚未完全解除，胃纳尚未完全恢复，治疗仍需继续服用桂枝人参汤击鼓再进，以恢复脾运、廓清余邪。

另外，临床治疗过程中，还有一种情况是"无效也不更方"。即辨证无误、方药无谬，但患者短期效果不明显，治疗亦当守方守法，不可一见药后效果不显而改弦更张。如桂枝汤方后注，服桂枝汤后不汗仍需连续服用桂枝汤，直至汗出邪解病愈。

一般来说，"效不更方"，治当守法守方较好理解和容易接受，而"不效也不更方"则较难以接受和理解，这就需要有深厚的中医功底、自信和胆识。

　　"效不更方"和"不效也不更方"看似矛盾，实者本质上是一致的。二者均是在明辨病机、识证准确、用药无误的前提下的大胆守法守方治疗。即有是证而用是药，病症不变则治则、治法和方药不变。

口干口渴干燥诸症，巧施方药彰显奇效

病情介绍

侯某，女性，72 岁，来自河北固安。

患者于 2 年前出现口干、口渴，被西医诊断为干燥综合征。近 3 个月口干、口渴加重，饮水不解其渴。西医给予激素及免疫抑制剂（药物不详）治疗，效果不明显。于 2011 年 6 月在女儿陪伴下来诊。

患者诉口干、口渴喜凉，饮水不解其渴，进食时舌部有刺痛感，入夜尤甚，纳食减少，眠差，腰膝困乏、畏寒怕凉，下肢肿胀、双膝关节水肿明显，小便不畅，夜尿频繁，小腹胀满，舌红干无苔，脉沉弦滑，双侧尺脉弱。

辨证论治

老师：患者以口干渴喜凉、饮不解渴等在上之燥热症状为主诉前来就诊，但同时又有腰膝困乏、畏寒怕冷、下肢肿胀、小便不畅、夜尿频繁等在下之阳虚水停症状。二者寒热迥异，相互矛盾。

正常生理情况下，心在上居阳位，属火；肾在下居阴位，属水，心火下降于肾，则肾水不寒；肾水上济于心，则心火不亢，如此，则心肾相交、水火既济，是为无病。

在病理状态下，若在上之阳热炽盛，耗伤津液，则会出现口干渴喜凉，饮不解渴；而肾阳亏损，阳不化气，津不上承，同样可以导致口干渴等在上之燥热津伤之症。

上下比较，综合分析，本患者燥热津伤之症显然为肾阳不足，蒸腾无权，津不上承所致。

一方面，肾阳亏损，温煦无权，则见腰膝困乏、畏寒怕凉；气化不利，肾关失司，水液潴留，则下肢肿胀、双膝尤甚、小便不畅、小腹胀满；入夜阴气用事，肾阳愈加不足、气化愈加不利，故夜间尿频加重。

另一方面，肾阳不足，无以蒸腾津液上承，津亏失润，燥热内生，则口干渴喜凉，饮水不解其渴，甚或进食时舌部有刺痛感，夜间尤甚，舌红干无苔。

上燥（热）下寒，水火失济，心肾不交，则见失眠；脾运不健则见纳少；肾阳虚弱，水夜潴留，则见脉沉弦滑尺弱。

由此可见，本病之口干渴等津亏干燥之症属标；而肾阳亏损、气化不利、津不上承之症为本。为本虚标实，上燥下寒。

病机：肾阳亏损，气化不利（上燥下寒、本虚标实）。

治法：温肾利水，生津润燥（滋上温下、标本兼顾）。

方药：瓜蒌瞿麦丸加味。

天花粉 15g　生山药 20g　炮附子^{（先煎）}15g　茯苓 20g

瞿麦 15g　　沙参 10g　　巴戟天 30g　　怀牛膝 20g

7 剂，水煎服，日 1 剂。

二诊：服上方 7 剂后，患者口渴减轻，双膝关节肿大消失，小便通畅，小腹胀满不作，夜尿减少，但觉胃纳不佳，胃脘有堵塞感。

上方加炒白术 15g、法半夏 10g，继服 7 剂后，口渴不作，纳食增加，胃脘堵塞感消失。

💡 问题解答

学生：患者所患病症属中医"燥证"，而"燥证"又分"内燥"和"外燥"，这名患者的"燥证"显然属于"内燥"范畴，而"内燥"多为阴血津夜耗伤所致，治疗当以滋阴养液为主，而您却以温阳利水、生津润燥之瓜蒌瞿麦丸治疗，请谈谈您的思路！

老师：燥证有内燥和外燥之分。外燥者，为外感六淫之邪耗伤津液所致，多发于秋季，为感受秋季燥邪所致，如秋燥等；内燥多由汗、吐、下太过、热病久而伤津或久病耗伤精血所致，以阴血津液耗伤为主要临床表现。

本患者口干、口渴、饮不解渴、舌部干燥、进食刺痛、舌红干无苔，应归属于中医"燥证"之"内燥"证。

与上述"内燥证"病机不同，本例患者的津亏干燥之证根本原因在于肾阳亏损、气化不利、水津不能上承。

因此，欲清燥热，必滋津液，欲滋津液，必温肾阳。肾阳得温，气化复常，水液上承，上者津液滋润而燥热可除，下者水湿得泄则肿胀自消。

瓜蒌瞿麦丸出自《金匮要略·消渴小便不利淋病脉证并治》，由瓜蒌根、茯苓、山药、附子、瞿麦五药组成，

方中附子辛热，温补肾阳，鼓舞气化，气化有权，水液上承，则津液得滋；水湿下行，则小便通利；茯苓甘淡、瞿麦性寒，二者相配，利水渗湿、通利水道；瓜蒌根味甘微寒、生津润燥；山药味甘性平，润肺、补脾、滋肾。瓜蒌根、瞿麦药性偏寒，既可益阴利水，又可监制附子之辛温燥热。

正如《金匮要略心典》所云："此下焦阳弱气冷，而水气不行之证，故以附子益阳气，茯苓、瞿麦行水气……水寒偏结于下，而燥火独聚于上，故更以薯蓣、瓜蒌根除热生津也。夫上浮之焰，非滋不熄；下积之阴，非暖不消。而寒润辛温，并行不悖，此方为良法矣。欲求变通者，须于此三复焉。"

加沙参以增生津润燥之力，增怀牛膝、巴戟天以助附子温阳益肾。诸药相伍，温而不燥，润而不寒，温复肾阳、通利小便，生津润燥。与燥热口渴、阳虚水停之证尤为适宜；与本虚标实、上燥下寒之病机甚为合拍。

学生：在本例患者辨证中提到了上与下的概念，上与下在临床辨证中有什么样的重要意义？能否将其作为一个辨证纲领看待吗？

老师：上、下概念古已有之，但是作为辨证纲领后世较少提及，现行教科书更是鲜有论述。

在生理上，上下出入是人体生理活动的基本形式，也是机体进行新陈

代谢，维持生命活动的基本过程。正如《黄帝内经》所云"升降出入，无器不有"。

在病理上，升降出入异常则百病蜂起，《黄帝内经》有"出入废则神机化灭，升降息则气立孤危"的论述。

升降出入密切相关，无升降则无所谓出入，同理，无出入也就无所谓升降。

可以说，升降正常是维持正常生理活动的最重要条件之一，也是人体物质生、长、消、亡的具体运动形式和转化条件，无时无刻都不在进行着，所谓"生死之机，升降而已"（《证治汇补》）。"升降者，治法之大机也"（《本草经疏·十剂补遗》）。

例如，在临床诊治疾病过程中，常常可以见到上下寒热对立、虚实矛盾，如上热下寒、上实下虚，或上寒下热、上虚下实（较少见），甚或出现寒热、虚实真假。据不完全统计，这类患者可以占到本人门诊量的一半之多。

再例如，我在临床给患者诊脉时，凡见到寸脉滑大（数），尺脉弱者，基本上就可判断患者存在上下寒热、虚实之病机，这就为进一步辨证、立法、用药指明大方向。

临床中，通过分析上与下不同的临床症状，深入探讨上与下之间内在的病机联系，可以为我们提供思路、指引辨证和用药方向。

正如这名患者，上有口干渴燥热之症，下有阳虚水停之象，二者寒热对立、虚实矛盾。细究其病机，乃阳虚下寒，气化不利、津不上承，为上燥下寒、因寒致燥。治以温肾助阳、利水消饮；蒸腾津液、滋阴润燥；肾阳振奋、气化得行、水饮得消、上燥自愈。

由于上下辨证在诊治疾病过程中，能够起到指导诊法、确定病位和病机趋势、指导选方用药等不可替代的独特作用，上下两纲辨证虽无辨证纲领之名，却有辨证纲领之实。因此，应该将上下辨证提升到辨证纲领来看待。

咳喘痰鸣面部抽动，一剂中药咳止抽减

病情介绍

患者男，4 岁，因咳嗽、喘息，喉中痰鸣，于 2019 年 9 月 24 日来诊。

患者 2 周前因感冒致发热、咳嗽，经服西药和中成药（用药不详）发热消退，但咳嗽一直未缓解，后服用大剂量的清热中药，患儿咳嗽加重，面部时有抽动，遇风寒发作或加重，大便溏泄，食欲下降，家长非常着急，携子到门诊找我诊治。

症见：面黄、精神较差，面部时有抽动，遇风寒发作或加重，咳嗽，时有喘息，喉中时有痰音，纳差，大便溏稀，舌淡苔薄白，脉沉细缓略滑。

辨证论治

老师：患者为 4 岁幼童，因感冒致发热咳嗽，虽经中西药治疗，发热消退但咳嗽未愈，后经服用 10 余剂清热中草药，咳嗽未愈反而加重，且增喘息、喉中痰鸣，纳差、便溏，尤其是患儿面部出现时有抽动、遇风寒发作或加重，令患儿家长十分担心和焦虑。

检视患儿所服用的中药处方，药味多、用量大，一派清热寒凉之品，如石膏、黄芩、金银花、连翘、黄连、大青叶、白花蛇舌草、青蒿、牡丹皮、大黄、射干、薄荷、生地黄、芒硝、玄参等总计 18 味之多；其中石膏用至 30g，金银花、连翘用至 18g。

小儿为纯阳之体，生长发育迅速，但同时脏腑娇嫩，形气未充，若服用如此多种、大剂量的寒凉之品，不仅易使外邪闭阻，更会损伤人体正气，尤易损伤肺、脾阳气。

外感病过用寒凉，一者外邪留恋、肺失宣降，故见咳、喘，痰鸣；二者脾气损伤，运化失常，则纳差、便溏。阳气者，精则养神，柔则养筋，肺、脾阳气损伤，无以荣养、温煦筋脉、皮肉，则面部遇风寒抽动发作或加重。

患儿以上症状，皆为服用大剂寒凉药物，以致肺、脾气虚，邪气留恋。证属正虚邪恋、营卫不和、肺寒气逆。

病机：正虚邪恋，营卫不和，肺寒气逆。

治法：解肌祛风，调和营卫，止咳平喘，降气化痰。

处方：桂枝加厚朴杏子汤加减。

桂枝 9g　白芍 9g　　炙甘草 5g　杏仁 6g　　厚朴 4g

射干 4g　炒苏子 6g　五味子 5g　生姜 2 片　大枣 1 枚

7 剂，水煎服，日 1 剂。

二诊（2019 年 9 月 28 日）：患儿家长诉：服上方 1 剂后，咳嗽、喘息基本不作，经服约 4 剂，面部抽动亦明显减轻，仍时有痰鸣，纳食增加、仍有便溏，舌淡红，苔白，脉沉细缓略滑。

处方：小建中汤合桂枝加厚朴杏子汤加减。

桂枝 8g　生白芍 15g　炙甘草 6g　杏仁 6g

厚朴 3g　五味子 6g　　款冬花 6g　紫菀 6g

麦芽糖 10g（烊化）　　生姜 2 片　大枣 1 枚

5 剂，水煎服，日 1 剂。

患儿共服药 12 剂，咳、喘不作，喉中偶有痰音，纳食恢复正常，偶有便溏，面部遇风寒偶有抽动，抽动频率及程度较服中药前减少（减轻）90%，精神好转。后以小建中汤加减善后。

🔅 问题解答

学生：患儿因感受外邪，出现发热、咳嗽，经中、西药治疗 2 周，发

热虽退但咳嗽加重，且出现喘息痰鸣，面部抽动，遇风寒发作或加重，这是为什么呢？

老师：发热、咳嗽，是小儿常见病，多因调摄不慎、感受外邪所致，治疗当明辨病因、病机，及时给予正确治疗，则很快热退咳止，疾病痊愈。如因风寒外感者治以辛温散寒，宣肺止咳；若属风热外感者治以疏风清热，宣畅肺气。

本患儿因外感风寒致发热、咳嗽，为风寒邪气袭表，肺失宣降所致，正如《素问·咳论》所论："皮毛者，肺之合也，皮毛先受邪，邪气以从其合也。"此时当治以疏风散寒，宣肺止咳，风寒得除，肺气得宣则发热、咳嗽自止。

审阅前医处方，以大剂量寒凉泻下之药为主，仅有极少量发表之品，一者寒凉之药致外邪郁闭；二者过用寒凉之品，太阴脾阳大伤。外邪郁闭，肺寒气逆，故咳嗽加重、喘息痰鸣；肺、脾阳气损伤，温煦、卫外失职，则见面部抽动、遇风寒加重，脾阳虚损，运化失常则见便溏等。

如此则正虚邪恋，营卫不和，肺寒气逆，治当扶正祛邪，方以桂枝加厚朴杏子汤加减，表邪得散、营卫和谐；外者风寒得以驱散，内者肺、脾之宣降、运化复常，则咳喘痰鸣、面部抽动缓解。

学生：患儿以咳嗽痰鸣、面部抽动为主诉，为何二诊以小建中汤为主加减治疗？

老师：咳嗽虽不离乎肺，但五脏六腑均能导致咳嗽，其中尤与脾胃密切相关。

《灵枢·经脉》云："肺手太阴之脉，起于中焦，下络大肠，还循胃口，上膈属肺。"五行中肺属金，脾胃属土，土生金，二者为母子关系。

《素问·咳论》中说："皮毛者，肺之合也，皮毛先受邪，邪气以从其合也。""寒饮食伤肺，从肺脉上至于肺则肺寒，肺寒则外内合邪因而客之。"指出了咳嗽的病机一为肌表外受寒邪，内合于肺，二为过食寒凉，停聚于胃，寒邪通过经脉上注于肺，内外合邪而致咳嗽。

《素问·咳论》也指出咳嗽"皆聚于胃，关于肺"，由此可见，外者感受寒邪，内合于肺；内者过食寒凉，寒邪由胃通过经脉上注于肺，均可导致肺寒气逆，咳嗽痰鸣。

"阳气者，精则养神，柔则养筋"，肺气虚寒，脾阳不足，无以温煦则面部抽动。

脾主运化，胃主受纳，脾胃为后天之本，气血生化之源，脾胃功能强健，气血化生有源，则正气充足，人体健康无病；反之，脾胃虚弱，化源亏虚，抗邪无力，则易感受外邪。

本患儿因外感过用寒凉，出现咳嗽痰鸣、面部抽动、便溏等，经一诊治疗后，上症虽明显缓解，但其肺气虚寒，脾阳损伤的等正气不足病机仍然存在。而正气不足，不仅难以驱散余邪，还可因抗邪无力、卫外不固而再次罹患外感。

强人感冒发其汗，虚人感冒建其中，此时治疗仍需健运脾阳，补土生金，以小建中汤加减温健脾阳，扶助正气；而脾阳恢复，化源充足，正气抗邪有力，一者可迅速廓清余邪，二者正气恢复、卫外为固，可防止再次感受外邪而患病。